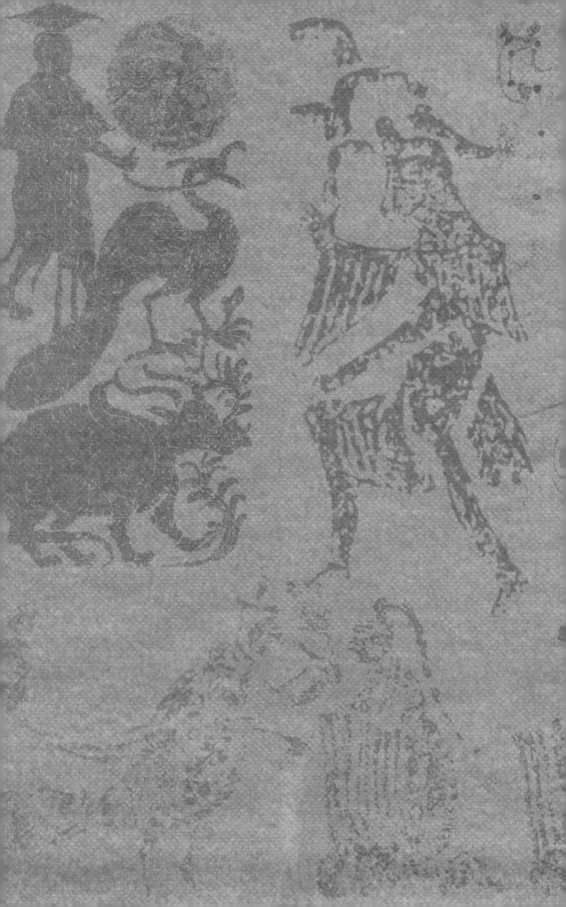

中国古医籍整理丛书

伤 寒 经 注

清·程知 编注

张再良 杨文喆 校注

中国中医药出版社

·北 京·

图书在版编目（CIP）数据

伤寒经注／（清）程知编注；张再良，杨文喆校注．—北京：
中国中医药出版社，2016.11

（中国古医籍整理丛书）

ISBN 978 - 7 - 5132 - 3533 - 4

Ⅰ.①伤… Ⅱ.①程… ②张… ③杨… Ⅲ.①《伤寒论》
－注释 Ⅳ.①R222.22

中国版本图书馆 CIP 数据核字（2016）第 161163 号

中 国 中 医 药 出 版 社 出 版
北京市朝阳区北三环东路 28 号易亨大厦 16 层
邮政编码 100013
传真 010 64405750
保定市中画美凯印刷有限公司印刷
各地新华书店经销

*

开本 710×1000 1/16 印张 20 字数 181 千字
2016 年 11 月第 1 版 2016 年 11 月第 1 次印刷
书 号 ISBN 978 - 7 - 5132 - 3533 - 4

*

定价 58.00 元
网址 www.cptcm.com

国家中医药管理局
中医药古籍保护与利用能力建设项目
组织工作委员会

主 任 委 员 王国强

副 主 任 委 员 王志勇　李大宁

执 行 主 任 委 员 曹洪欣　苏钢强　王国辰　欧阳兵

执行副主任委员 李　昱　武　东　李秀明　张成博

委　　　　员

各省市项目组分管领导和主要专家

（山东省）武继彪　欧阳兵　张成博　贾青顺

（江苏省）吴勉华　周仲瑛　段金廒　胡　烈

（上海市）张怀琼　季　光　严世芸　段逸山

（福建省）阮诗玮　陈立典　李灿东　纪立金

（浙江省）徐伟伟　范永升　柴可群　盛增秀

（陕西省）黄立勋　呼　燕　魏少阳　苏荣彪

（河南省）夏祖昌　刘文第　韩新峰　许敬生

（辽宁省）杨关林　康廷国　石　岩　李德新

（四川省）杨殿兴　梁繁荣　余曙光　张　毅

各项目组负责人

王振国（山东省）　　王旭东（江苏省）　　张如青（上海市）

李灿东（福建省）　　陈勇毅（浙江省）　　焦振廉（陕西省）

蔡永敏（河南省）　　鞠宝兆（辽宁省）　　和中浚（四川省）

项目专家组

顾　问　马继兴　张灿玾　李经纬
组　长　余瀛鳌
成　员　李致忠　钱超尘　段逸山　严世芸　鲁兆麟
　　　　郑金生　林端宜　欧阳兵　高文柱　柳长华
　　　　王振国　王旭东　崔　蒙　严季澜　黄龙祥
　　　　陈勇毅　张志清

项目办公室（组织工作委员会办公室）

主　任　王振国　王思成
副主任　王振宇　刘群峰　陈榕虎　杨振宁　朱毓梅
　　　　刘更生　华中健
成　员　陈丽娜　邱　岳　王　庆　王　鹏　王春燕
　　　　郭瑞华　宋咏梅　周　扬　范　磊　张永泰
　　　　罗海鹰　王　爽　王　捷　贺晓路　熊智波
秘　书　张丰聪

前　言

　　中医药古籍是传承中华优秀文化的重要载体，也是中医学传承数千年的知识宝库，凝聚着中华民族特有的精神价值、思维方法、生命理论和医疗经验，不仅对于传承中医学术具有重要的历史价值，更是现代中医药科技创新和学术进步的源头和根基。保护和利用好中医药古籍，是弘扬中国优秀传统文化、传承中医学术的必由之路，事关中医药事业发展全局。

　　1949 年以来，在政府的大力支持和推动下，开展了系统的中医药古籍整理研究。1958 年，国务院科学规划委员会古籍整理出版规划小组在北京成立，负责指导全国的古籍整理出版工作。1982 年，国务院古籍整理出版规划小组召开全国古籍整理出版规划会议，制定了《古籍整理出版规划（1982—1990）》，卫生部先后下达了两批 200 余种中医古籍整理任务，掀起了中医古籍整理研究的新高潮，对中医文化与学术的弘扬、传承和发展，发挥了极其重要的作用，产生了不可估量的深远影响。

　　2007 年《国务院办公厅关于进一步加强古籍保护工作的意见》明确提出进一步加强古籍整理、出版和研究利用，以及

"保护为主、抢救第一、合理利用、加强管理"的方针。2009年《国务院关于扶持和促进中医药事业发展的若干意见》指出，要"开展中医药古籍普查登记，建立综合信息数据库和珍贵古籍名录，加强整理、出版、研究和利用"。《中医药创新发展规划纲要（2006—2020)》强调继承与创新并重，推动中医药传承与创新发展。

2003～2010年，国家财政多次立项支持中国中医科学院开展针对性中医药古籍抢救保护工作，在中国中医科学院图书馆设立全国唯一的行业古籍保护中心，影印抢救濒危珍本、孤本中医古籍1640余种；整理发布《中国中医古籍总目》；遴选351种孤本收入《中医古籍孤本大全》影印出版；开展了海外中医古籍目录调研和孤本回归工作，收集了11个国家和2个地区137个图书馆的240余种书目，基本摸清流失海外的中医古籍现状，确定国内失传的中医药古籍共有220种，复制出版海外所藏中医药古籍133种。2010年，国家财政部、国家中医药管理局设立"中医药古籍保护与利用能力建设项目"，资助整理400余种中医药古籍，并着眼于加强中医药古籍保护和研究机构建设，培养中医古籍整理研究的后备人才，全面提高中医药古籍保护与利用能力。

在此，国家中医药管理局成立了中医药古籍保护和利用专家组和项目办公室，专家组负责项目指导、咨询、质量把关，项目办公室负责实施过程的统筹协调。专家组成员对古籍整理研究具有丰富的经验，有的专家从事古籍整理研究长达70余年，深知中医药古籍整理研究的重要性、艰巨性与复杂性，履行职责认真务实。专家组从书目确定、版本选择、点校、注释等各方面，为项目实施提供了强有力的专业指导。老一辈专家的学术水平和智慧，是项目成功的重要保证。项目承担单位山东中医药大学、南京中医药大学、上海中医药大学、福建中医药大学、浙江省中医药研究院、陕西省中医药研究院、河南省中医药研究院、辽宁中医药大学、成都中医药大学及所在省市中医药管理部门精心组织，充分发挥区域间互补协作的优势，并得到承担项目出版工作的中国中医药出版社大力配合，全面推进中医药古籍保护与利用网络体系的构建和人才队伍建设，使一批有志于中医学术传承与古籍整理工作的人才凝聚在一起，研究队伍日益壮大，研究水平不断提高。

本着"抢救、保护、发掘、利用"的理念，该项目重点选择近60年未曾出版的重要古医籍，综合考虑所选古籍的保护价值、学术价值和实用价值。400余种中医药古籍涵盖了医经、基础理论、诊法、伤寒金匮、温病、本草、方书、内科、外科、女科、儿科、伤科、眼科、咽喉口齿、针灸推拿、养生、医案医话医论、医史、临证综合等门类，跨越唐、宋、金元、明以迄清末。全部古籍均按照项目办公室组织完成的行业标准《中医古籍整理规范》及《中医药古籍整理细则》进行整理校注，绝大多数中医药古籍是第一次校注出版，一批孤本、稿本、抄本更是首次整理面世。对一些重要学术问题的研究成果，则集中收录于各书的"校注说明"或"校注后记"中。

"既出书又出人"是本项目追求的目标。近年来，中医药古籍整理工作形势严峻，老一辈逐渐退出，新一代普遍存在整理研究古籍的经验不足、专业思想不坚定等问题，使中医古籍整理面临人才流失严重、青黄不接的局面。通过本项目实施，搭建平台，完善机制，培养队伍，提升能力，经过近5年的建设，锻炼了一批优秀人才，老中青三代齐聚一堂，有效地稳定了研究队伍，为中医药古籍整理工作的开展和中医文化与学术的传承提供必备的知识和人才储备。

本项目的实施与《中国古医籍整理丛书》的出版，对于加强中医药古籍文献研究队伍建设、建立古籍研究平台，提高古籍整理水平均具有积极的推动作用，对弘扬我国优秀传统文化，推进中医药继承创新，进一步发挥中医药服务民众的养生保健与防病治病作用将产生深远影响。

第九届、第十届全国人大常委会副委员长许嘉璐先生，国家卫生计生委副主任、国家中医药管理局局长、中华中医药学会会长王国强先生，我国著名医史文献专家、中国中医科学院马继兴先生在百忙之中为丛书作序，我们深表敬意和感谢。

由于参与校注整理工作的人员较多，水平不一，诸多方面尚未臻完善，希望专家、读者不吝赐教。

国家中医药管理局中医药古籍保护与利用能力建设项目办公室

二○一四年十二月

许 序

"中医"之名立，迄今不逾百年，所以冠以"中"字者，以别于"洋"与"西"也。慎思之，明辨之，斯名之出，无奈耳，或亦时人不甘泯没而特标其犹在之举也。

前此，祖传医术（今世方称为"学"）绵延数千载，救民无数；华夏屡遭时疫，皆仰之以度困厄。中华民族之未如印第安遭染殖民者所携疾病而族灭者，中医之功也。

医兴则国兴，国强则医强。百年运衰，岂但国土肢解，五千年文明亦不得全，非遭泯灭，即蒙冤扭曲。西方医学以其捷便速效，始则为传教之利器，继则以"科学"之冕畅行于中华。中医虽为内外所夹击，斥之为蒙昧，为伪医，然四亿同胞衣食不保，得获西医之益者甚寡，中医犹为人民之所赖。虽然，中国医学日益陵替，乃不可免，势使之然也。呜呼！覆巢之下安有完卵？

嗣后，国家新生，中医旋即得以重振，与西医并举，探寻结合之路。今也，中华诸多文化，自民俗、礼仪、工艺、戏曲、历史、文学，以至伦理、信仰，皆渐复起，中国医学之兴乃属必然。

迄今中医犹为国家医疗系统之辅，城市尤甚。何哉？盖一则西医赖声、光、电技术而于20世纪发展极速，中医则难见其进。二则国人惊羡西医之"立竿见影"，遂以为其事事胜于中医。然西医已自觉将入绝境：其若干医法正负效应相若，甚或负远逾于正；研究医理者，渐知人乃一整体，心、身非如中世纪所认定为二对立物，且人体亦非宇宙之中心，仅为其一小单位，与宇宙万象万物息息相关。认识至此，其已向中国医学之理念"靠拢"矣，虽彼未必知中国医学何如也。唯其不知中国医理何如，纯由其实践而有所悟，益以证中国之认识人体不为伪，亦不为玄虚。然国人知此趋向者，几人？

国医欲再现宋明清高峰，成国中主流医学，则一须继承，一须创新。继承则必深研原典，激清汰浊，复吸纳西医及我藏、蒙、维、回、苗、彝诸民族医术之精华；创新之道，在于今之科技，既用其器，亦参照其道，反思己之医理，审问之，笃行之，深化之，普及之，于普及中认知人体及环境古今之异，以建成当代国医理论。欲达于斯境，或需百年欤？予恐西医既已醒悟，若加力吸收中医精粹，促中医西医深度结合，形成21世纪之新医学，届时"制高点"将在何方？国人于此转折之机，能不忧虑而奋力乎？

予所谓深研之原典，非指一二习见之书、千古权威之作；就医界整体言之，所传所承自应为医籍之全部。盖后世名医所著，乃其秉诸前人所述，总结终生行医用药经验所得，自当已成今世、后世之要籍。

盛世修典，信然。盖典籍得修，方可言传言承。虽前此50余载已启医籍整理、出版之役，惜旋即中辍。阅20载再兴整理、出版之潮，世所罕见之要籍千余部陆续问世，洋洋大观。

今复有"中医药古籍保护与利用能力建设"之工程，集九省市专家，历经五载，董理出版自唐迄清医籍，都400余种，凡中医之基础医理、伤寒、温病及各科诊治、医案医话、推拿本草，俱涵盖之。

噫！璐既知此，能不胜其悦乎？汇集刻印医籍，自古有之，然孰与今世之盛且精也！自今而后，中国医家及患者，得览斯典，当于前人益敬而畏之矣。中华民族之屡经灾难而益蕃，乃至未来之永续，端赖之也，自今以往岂可不后出转精乎？典籍既蜂出矣，余则有望于来者。

谨序。

第九届、十届全国人大常委会副委员长

许嘉璐

二〇一四年冬

王 序

中医学是中华民族在长期生产生活实践中，在与疾病作斗争中逐步形成并不断丰富发展的医学科学，是中国古代科学的瑰宝，为中华民族的繁衍昌盛作出了巨大贡献，对世界文明进步产生了积极影响。时至今日，中医学作为我国医学的特色和重要医药卫生资源，与西医学相互补充、相互促进、协调发展，共同担负着维护和促进人民健康的任务，已成为我国医药卫生事业的重要特征和显著优势。

中医药古籍在存世的中华古籍中占有相当重要的比重，不仅是中医学术传承数千年最为重要的知识载体，也是中医为中华民族繁衍昌盛发挥重要作用的历史见证。中医药典籍不仅承载着中医的学术经验，而且蕴含着中华民族优秀的思想文化，凝聚着中华民族的聪明智慧，是祖先留给我们的宝贵物质财富和精神财富。加强对中医药古籍的保护与利用，既是中医学发展的需要，也是传承中华文化的迫切要求，更是历史赋予我们的责任。

2010 年，国家中医药管理局启动了中医药古籍保护与利用能力建设项目。这既是传承中医药的重要工程，也是弘扬优秀民族文化的重要举措，不仅能够全面推进中医药的有效继承和创新发展，为维护人民健康做出贡献，也能够彰显中华民族的璀璨文化，为实现中华民族伟大复兴的中国梦作出贡献。

相信这项工作一定能造福当今，嘉惠后世，福泽绵长。

国家卫生和计划生育委员会副主任

国家中医药管理局局长

中华中医药学会会长

王国强

二〇一四年十二月

马 序

新中国成立以来，党和国家高度重视中医药事业发展，重视古籍的保护、整理和研究工作。自 1958 年始，国务院先后成立了三届古籍整理出版规划小组，分别由齐燕铭、李一氓、匡亚明担任组长，主持制订了《整理和出版古籍十年规划（1962—1972）》《古籍整理出版规划（1982—1990）》《中国古籍整理出版十年规划和"八五"计划（1991—2000）》等，而第三次规划中医药古籍整理即纳入其中。1982 年 9 月，卫生部下发《1982—1990 年中医古籍整理出版规划》，1983 年 1 月，中医古籍整理出版办公室正式成立，保证了中医古籍整理出版规划的实施。2002 年 2 月，《国家古籍整理出版"十五"（2001—2005）重点规划》经新闻出版署和全国古籍整理出版规划领导小组批准，颁布实施。其后，又陆续制定了国家古籍整理出版"十一五"和"十二五"重点规划。国家财政多次立项支持中国中医科学院开展针对性中医药古籍抢救保护工作，文化部在中国中医科学院图书馆专门设立全国唯一的行业古籍保护中心，国家先后投入中医药古籍保护专项经费超过 3000 万元，影印抢救濒危珍、善、孤本中医古籍 1640 余种，开展了海外中医古籍目录调研和孤本回归工作。2010 年，国家财政部、国家中医药管理局安排国家公共卫生专项资金，设立了"中医药古籍保护与利用能力建设项目"，这是继 1982~1986 年第一批、第二批重要中医药古籍整理之后的又一次大规模古籍整理工程，重点整理新中国成立后未曾出版的重要古籍，目标是形成并普及规范的通行本、传世本。

为保证项目的顺利实施，项目组特别成立了专家组，承担咨询和技术指导，以及古籍出版之前的审定工作。专家组中的许多成员虽逾古稀之年，但老骥伏枥，孜孜不倦，不仅对项目进行宏观指导和质量把关，更重要的是通过古籍整理，以老带新，言传身教，培养一批中医药古籍整理研究的后备人才，促进了中医药古籍保护和研究机构建设，全面提升了我国中医药古籍保护与利用能力。

作为项目组顾问之一，我深感中医药古籍保护、抢救与整理工作的重要性和紧迫性，也深知传承中医药古籍整理经验任重而道远。令人欣慰的是，在项目实施过程中，我看到了老中青三代的紧密衔接，看到了大家的坚持和努力，看到了年轻一代的成长。相信中医药古籍整理工作的将来会越来越好，中医药学的发展会越来越好。

欣喜之余，以是为序。

中国中医科学院研究员

马继兴

二〇一四年十二月

马序

二

校注说明

　　《伤寒经注》系清代名医程知编注，现存的最早刻本是黄允亮于康熙三十八年（1699）重订的刊本。程知，字扶生，海阳（今广东潮州）人，清代岭南名医，生卒年月不详，另著有《医经理解》九卷。据梁士潾序文所载，"程子少习孔孟，壮事轩岐，抱文正活人之志，效玄晏闭户之风……其人乃廉洁自持，衡泌忘老，不轻以足迹入城邑。《医解》一编，贯穿经子，独抒灵慧，其于人身脏腑经络，脉理病情，直欲隔垣而见也。《经注》一编，发伤寒之蕴奥，阐仲景之微言，订叔和之翻乱，补无己之缺失，若石室云封而忽剖千年之藏也，若合屋夜坐而忽燃一灯之照也"。《伤寒经注》为程知研习《伤寒论》的心得，全书从临床诊疗实际出发，对《伤寒论》的原文按六经病证作了整理归纳，以求更加符合仲景原意。

　　本书流传不广，国内存有两种版本，一为康熙三十八年（1699）刊行的澹远堂本，藏于上海中医药大学图书馆；一为乾隆三十一年（1766）重刻的勤慎堂本，现存于中国中医科学院图书馆。本次校注以澹远堂本为底本，勤慎堂本为校本。由于两个版本相距年代较近，文字上的差别不大。

　　此次对本书的校注整理，具体原则如下：

1. 原书竖排改为横排，繁体字均改为规范简化字，并进行标点。

2. 对个别冷僻字词加以注音和解释。文中的通假字在首见处出注，并征引书证。

3. 凡底本中的异体字、古字、俗写字，一律径改，不出校记。

4. 引文与所涉书籍完全一致者，谓之"语见"；引文与所涉书籍有个别字词不同者，谓之"语出"；引文与所涉书籍意义一致，但表述不相同者，谓之"语本"。

5. 凡底本中因刻写致误的明显错别字，予以径改，不出校。

6. 将各卷卷名前的"海阳程知扶生氏编注，男近思、逢年校。同里黄允亮砚亭氏重订，男鹤年、侄嘉年校阅，云间受业门人胡梁民望氏参订。伤寒经注卷×"和卷末的"伤寒经注卷×终"一并略去，不出标记。

7. 底本表示方位的"右"径改为"上"。

8. 为了方便阅读，书中对《伤寒论》原文也适当出注。

9. 勤慎堂本中的"伤寒经注自叙"，因有一定的学术价值，故补入，并放于目录前，与底本中的序按照先人后己、先新后旧的顺序排列。

因校注者水平有限，疏漏之处在所难免，敬请同道指正。

重订伤寒经注序

仁天下之事不一，活人为大。活人之事亦不一，医为重。而医之中，惟伤寒为更重。然医之为道能活人，亦能杀人，习是者不可不知，尤不可不慎。此扶生程先生所注张仲景《伤寒论》而尊之为经，乃诚万世不朽之书也。夫天地好生，恐人夭札①，故自混茫②开而三皇出，伏羲御世百余年，即有神农氏，为医家之祖。轩岐以下，虽代不乏人，而如汉末之张仲景，则医中圣也，第业医者多，能读仲景之书者甚少。赖天心仁爱，不忍生民死于庸医手，既生仲景以接上圣之传，千百年后复生程扶生先生以明仲景之书。先生能明仲景之书，又虑世人不能明仲景之书，达仲景之法，于是将仲景之书分经别类，次为六经，六经之下复分别太阳辨证为一卷、汗后为一卷、误攻为一卷，阳明攻下为一卷、表散为一卷，少阳共为一卷，太阴共为一卷，少阴温散为一卷、清解为一卷，厥阴共为一卷，可与不可为一卷，俾读者开卷了然，洞彻本末，显微阐幽，并无疑议。予向游楚玉薛夫子之门，每读成无己《伤寒论》颇觉快意，中间不无缺略。陶节庵《伤寒六书》茫无头绪，误后学不浅。喻嘉言《尚论篇》、程郊倩《伤寒条辨》皆自超伟，力辨叔和之伪，谓叔和以己意附入仲景

---

① 夭札：遭疫病而死。
② 混茫：蒙昧，不开化。

之书，言之最畅。若二公亦不可谓无功于仲景，然总未若扶生先生之注释详晰，斟酌尽善，使人按法施治，百无一误。尝从坊肆搜求，并未之见。奈吾新安僻处万山，有此枕中之秘，不能广行于世。予尝欲造先生之庐，请广行其书，不意丙辰赴都门，己未即从戎黔中，职司①牧民②，万里间关，无从通问。嗣虽移牧宿州，而路当孔道③，日不暇食，故又无心及此。壬申归林，思欲完此一段活人公案，而先生早已谢世，访其遗版，因年久散轶，重订力绵④，徒郁郁于怀而已。幸予诸弟霞建、迪生、禹成、虞尹乐善好施，首先捐资以寿梨枣⑤，悉遵先生原证原序，一字不敢损益。至于先生文章品行，前序甚详，予不复赘。嗟乎！先生与先君子⑥生同里，少同学，长同应试，其意气之相得，道谊之相深，不减古人。今先生竭数十年之心血注书，未能遍行于世，而予为先生行之，不独先生含笑九原⑦，想我先君子亦乐后人能成先生之志，广先生之仁于不朽也！是为序。

康熙己卯岁⑧仲秋月新安黄允亮砚亭氏述

① 职司：谓主管某职的官员。
② 牧民：谓治民的官。
③ 孔道：大道，通道。
④ 力绵：力量薄弱。绵，细小，薄弱。
⑤ 梨枣：旧时刻版印书多用梨木或枣木，故以"梨枣"为书版的代称。
⑥ 先君子：对已故父亲的称呼。
⑦ 九原：九泉、黄泉之意。
⑧ 康熙己卯岁：公元 1699 年。

序

令海阳①数载，期与民休息。讼者平之，争者息之，孱弱者扶之，顽梗者化之，饥寒者恤之，流亡者集之，独民之疾痛呻吟者，不能躬为按切而汤药之也。簿书②之暇，间召医与语，类皆粗疏浅陋，不睹《灵》《素》《金匮》之书，不辨表里先后之宜者。故讳疾忌医，昔人所诫，而吾宁冒此不辞者，盖不敢以一身之重恣其所措也。而蚩蚩③下民，且欲恃以解其疾痛之呻吟，岂有幸欤！故尝以人民至重，医典至钜，拟欲疏请当宁④，谓国家设庠序⑤以敦士风，设医学以植民命，造士三年一试，造医亦宜三年一校。课士以《学》《庸》《语》《孟》《易》《书》《诗》《礼》之经命题，课医亦宜以《本草》《灵》《素》《金匮》之经发难。三校而经明行修、功效著见者，则以升之京国⑥，保皇躬而掌民疾，且以之为师，俾出令治医事。其不通经书大义者，则不许悬壶以夭枉民命。郡邑医学，亦

---

① 令海阳：担任海阳的县令。海阳，今广东潮州。
② 簿书：官署中的文书簿册，此指公事。
③ 蚩蚩：敦厚貌。
④ 当宁：谓古代的帝王。
⑤ 庠（xiáng 详）序：古代的地方学校，后亦泛称学校。
⑥ 京国：谓国都。

宜裒聚①生徒，讲论六微②之变，穷究三品③之宜，日以四诊十全④，更相课督，一如《周礼》稽事制食遗法。如此十年，医道必有可观，斯民必可全跻仁寿。然而医道榛芜⑤，于今已极，求一医而不可得，求一医师而更不可得，必欲如是考校之，难矣！见程子所著《医解》及所注《伤寒经》，始知井里中未尝无博古通今之儒，出而为济人利物之事，以解斯民疾痛之呻吟也。程子少习孔孟，壮事轩岐，抱文正⑥活人之志，效玄晏⑦闭户之风。予尝欲见之，而其人乃廉洁自持，衡泌⑧忘老，不轻以足迹入城邑。《医解》一编，贯穿经子，独抒灵慧，其于人身脏腑经络、脉理病情，直欲隔垣而见也。《经注》一编，发伤寒之蕴奥，阐仲景之微言，订叔和之翻乱，补无己之缺失，若石室云封而忽剖千年之藏也，若合屋夜坐而忽燃一灯之照也。昔轩岐御世，皆以君相任医药之权。长沙作论，亦以守官现弘慈之身。今余为圣天子休养斯民而恫瘝乃身⑨，不能尽

① 裒聚：集合，集中。

② 六微：古代研究人体病变原理的术语。

③ 三品：药物的上中下品分类。

④ 十全：治病十治十愈。

⑤ 榛芜：荒废，衰微。

⑥ 文正：范文正公，范仲淹，北宋著名的政治家、思想家、军事家和文学家，有"不为良相，则为良医"的说法。

⑦ 玄晏：晋·皇甫谧，沉静寡欲，有高尚之志，隐居不仕，自号"玄晏先生"。后因以"玄晏先生"泛指高人雅士或山林隐逸。

⑧ 衡泌：隐居之地。

⑨ 恫瘝（tōngguān 通关）乃身：谓怜悯患病之人。

为全其生命，心甚惕之。有程子可以补余所未及，而代予解其疾痛之呻吟，岂非生斯邑者之幸，而主斯邑者之快乎？脱①一日者圣天子下校医之令，则所云掌民疾作医师者，非若人孰克当之？然程子之学，见闻仲景，羽翼农轩②，精思阐不传之秘，妙解开未发之蒙，则其所以守先待后者，又功在万世，而匪仅为一时补捄③已。予快睹其书，因乐为之序。

　　康熙辛亥④仲夏上浣⑤海阳令东垣梁士潾松圃书于绿个亭中

---

① 脱：倘若，或许。
② 农轩：神农氏和黄帝轩辕氏的并称。相传神农氏著《本草》、黄帝与岐伯等对问有《素问》，他们被奉为中国医药之祖。
③ 捄：通"救"，《战国策·赵策四》："齐欲攻宋，秦令起贾禁之。齐乃捄赵以代宋。"捄，救援。
④ 康熙辛亥：公元 1671 年。
⑤ 上浣：上旬。

伤寒经注自叙①

黄帝之经，备脏腑阴阳之理，而药治弗载；神农之经，具草木金石之治，而方法未详。求其按经络，分表里，当温凉寒热之宜，尽攻补和解之妙，别先后缓急之序以立法，配君臣佐使之用以成方，则张子仲景《伤寒论》与神农黄帝二经鼎立天地而不可缺一者也。顾其为书，义例繁多，意旨精深，仓卒之间，难于检究，英敏之士，未易贯穿。晋太医令王叔和采录成书，既有翻乱之嫌，而亦不无遗失之憾。宋·成无己顺文为注，虽有发明之功，而翻多隐晦之义。是以千古以来，有志仲景者率多徘徊门外，如仰泰山之颠，无阶可升，如观东海之洋，无涯可就。而《伤寒论》一书遂若存若亡，不得与农轩二经朗然并昭千古。夫仲景之墙数仞，不得其门而入，何知其门内之美富？彼琐琐②者无足论矣，即以王履、陶华、韩祗和之贤，犹或谓古方不可以治今病，或谓仲景书为既病之伤寒设，不为不既病之温热设。试异论之：今所用柴胡、承气、白虎、五苓、理中、建中诸汤，皆古方也，果可以治今病乎？不可以治今病乎？又试异论之：太阳篇中，麻黄、桂枝诸汤为即病之伤寒也，青龙、越婢诸汤亦为即病

---

① 伤寒经注自叙：本序文底本无，据勤慎堂刻本补。
② 琐琐：形容人品卑微、平庸、渺小。这里指医学界平庸之辈。

之伤寒设乎？阳明篇中葛根、吴茱萸诸汤为即病之伤寒设也，白虎、承气诸汤亦为即病之伤寒设乎？少阳篇中小柴胡汤加桂枝、干姜者为即病之伤寒设也，其加大黄、芒硝亦为即病之伤寒设乎？三阴篇中附子、四逆诸汤为即病之伤寒设也，其或用黄连、黄芩诸汤，或用承气、白虎诸汤亦为即病之伤寒设乎？《内经》曰："热病者，皆伤寒之类。"则热病自应统于伤寒。又曰："人之伤于寒也，则为病热。"则自太阳而后，亦难尽别其孰为寒病，孰为热病。故仲景书寒法、热法、寒方、热方种种备具，以俟医者之临时斟酌。而世人每谓仲景书为即病之伤寒设者，总由未悟青龙、白虎二方为发散热病之剂；又不悟热病治法已具于三阳合病之中；又不悟夫热入少阴，当以黄连阿胶、猪肤、石脂辈益肾中真水，以消亢极之阳，不当以三阳治法重亡其阴。而吠声逐影①，以谤前圣，虽无碍于仲景之高大，而有识之士已笑其言之谬妄矣。或又谓伤寒为东垣正脉，或又谓热病当推河间，此犹子贡贤于仲尼之论也。自唐宋以来，凡以医名世者，亦孰有一人不私淑于仲景而能上接岐黄之绪乎？青龙、白虎、承气诸汤为河间之权舆②，麻黄、瓜蒂、陷胸诸汤流子和之滥觞③，理中、建中诸汤辟东垣之阃奥④，泻心、柴胡诸汤开丹溪之门户。譬之四

① 吠声逐影：比喻不查真伪，盲目附和的行为。
② 权舆：起始。
③ 滥觞：浮起酒杯，喻事情的开始。
④ 阃（kǔn捆）奥：比喻学问或事理的精微深奥所在。

时，四子各为一时，而仲景则身备四时之气。又譬之六龙，四子各为一龙，而仲景则见群龙于无首。盖所谓建中和之极，金声而玉振，之后有作者莫之能尚已。知承先人绪余，清兴以来，即伏诵是书，于成氏所注，几铁三折、漆三灭①矣，反覆寻绎，终觉疑义之未彻。近复得喻氏《尚论》一篇，快论掀翻，妙义标竖，破前人之窠臼，开后学之悟门，足为张子功臣。而经文时有缺遗节次，犹有未安，臆见过逞，则高明之所蔽，亦尚未能尽合于经旨。是以极深研虑，参互考订，为之次②其简编，发其归趣③，效胡氏《周易通解》例，比类发明，仿朱子《学》《庸》章句例，逐条标释。使分之而条目厘然毕见者，合之而纲领具张，要使天下后世之读仲景书者，循循有可入门而不惮其义例之繁多。虽或仲景当日之意不必如此分析，而吾所以接引后学之心者可告无罪于前圣也。夫仲景之书所教人者，止此方法耳。理所不易谓之方，以心运方谓之法。后人之心原不殊于前圣之心，则前圣所谓方法者未始不在吾人一心中。谓仲景方法为不可学，则必天地间更有一方法也，谓天地间更有一方法，则人在天地间当必更有一心也，而岂其然哉！所望后之医人以农轩二经与仲景此经朝夕讲，贯其心以钻研，虑其心以领受，抒自性灵觉，接上

---

① 铁三折漆三灭：喻为用力深厚。《太平御览》："孔子晚善易，韦编三绝，铁擿三折，漆书三灭也。"

② 次：编排。

③ 归趣：指归，意向。

圣光明，使前圣立方制法之意无不洞其所以然。则所谓三百九十七法一百一十三方者，即不必尽泥其方，定守其法，而推而行之，神而明之，自可以吾心应变于不穷，而后出而为医，庶不以活人之事为杀人之具也。夫曰《伤寒论》，则仲景所自名，尊之为经，则区区之志而亦天下万世志也。其在昔人已名之为《金匮玉函经》矣，岂独迂阔之言，阿私所好哉！

　　时屠杂作噩①之岁天中令节②海阳蒿庵程知自叙

---

　① 屠杂作噩：《尔雅》纪岁法，即己酉年，推算为1669年。
　② 天中令节：即端午佳节。天中节，即端午节。令节，佳节。

凡　例

　　张仲景著《伤寒杂病论》，合十六卷。自王叔和采录成《伤寒论》，而《金匮要略》所载之杂病遂不与俱传，今《要略》所载痉湿暍病，比《伤寒论》较多数条，此皆叔和采录所遗也。叔和疑痉湿暍为杂病，故仍存之杂病中，而为其有太阳病三字，又不敢不收入《伤寒论》，是以逸去数条，而曰宜应别论也。今仍遵仲景意旨，列之太阳辨证中，凡《要略》所存，皆为补入。若杂病论中此三证，则不必复存也。

　　百合、狐惑、阴阳毒，皆伤寒病也，不知叔和何以逸之。杂病中或以是三病者无有六经可附也，然霍乱差后诸病亦何尝有六经可附耶？今仍采入《伤寒论》，以复仲景之旧。百合病当附差后，狐惑当附之阳明，阴阳毒当附之太阳耶。

　　六淫之气，皆足病人。寒水之后，风木次之，故有寒病，即有风病与之为类。风木之后，君火次之，故有温病，即有风温与之为类。相火之后，湿土燥金次之，故有暍病，即有湿病、痉病与之为类。仲景俱列太阳辨证中，谓均是太阳客邪也。喻嘉言则昔称，先辨驳叔和，不遗余力，不知何以并遗痉湿暍，岂亦谓此三种宜别论耶，然失仲景辨证本意矣。

后人每疑《伤寒论》非全书，谓其止可治寒病，不可治热病耶。然太阳病发热而渴，不恶寒者为温病；发汗已，身灼热者名曰风温。仲景篇首早已挈明其病。喻嘉言《尚论》一篇，议论奇快，当为千古传诵，不知何以并遗二种，其意或欲以温热之病另为一书，而后书未见，前面书已传，不能博取广览者，将谓《伤寒论》真缺热病也。此为仲景之累不小，故急辨正。

《尚论篇》中经文遗漏者尚有数条，此则绝学无助，未及校正之过欤。

方有执《伤寒条辨》，以风伤卫、寒伤荣、风寒两伤荣卫为三大纲。喻氏因之，遂以桂枝、麻黄、大青龙三方分为三卷，以统太阳之大纲。既以三方分统太阳，遂不得不削去痉湿暍三证。然青龙、白虎二汤，本为解散温热病而设，篇首既削去温热一证，卷中何以独存青龙、白虎二方？且以三方分统太阳，凡附于三方之后者，总有所未安。故仍遵仲景本旨，以辨证为第一，而汗后病次之，误汗误吐下病又次之。所以必分为三卷者，以简帙浩繁，非分类而见，无以引后人之悟入也。

阳明分为二卷，以当下者为一卷，当表散者为一卷。当表散者兼有太阳、少阳在经之证，及风寒直中胃腑之证也。

六经之文，当熟诵而会通之，不必胶柱守株，尽以某证属之某经。然有显是某经证，而误乱在他经者，则比旧本多所移置。如小柴胡汤证本属少阳，而旧本则在太阳之类是也。

两经齐病为合病，并病则有一经轻重多寡之不同。伤寒并病为多，阴经尤多合并之病，篇中只以见证之重且多者，分属其经，不必以有合并字者另为一类也。

三阳合病，热入阳明为多，故属之阳明。过经不解亦是阳热之证，故附之三阳经后。霍乱为吐利腹痛证，故附之太阴。差后病则总附之六经后也。

凡误治不愈之病，即为坏病，不必以有坏病字者始为坏病也。喻氏痰病之名，亦属添设。

喻嘉言谓，叔和不当以《伤寒例》置诸脉法之后六经证之前。然所谓序例者，为六经作序例也，即置于六经前庸何伤？但不当曰辨脉第一、平脉第二、伤寒例第三、太阳病第四耳，故直削其目焉。

方有执不敢妄议叔和，而削去《伤寒例》，谓或是成无己所作。然搜采仲景旧论，录其证候诊脉声色对病真方有神验者，此岂成无己事哉！无己不为叔和任过也，故存其大略，以俟后世定论。

自汉迄今，几千年矣，从未有发明《伤寒论》者。成氏于草昧①中独究遗经，逐字注释，厥功匪小。虽多顺文为义，郑吕滨所谓如传大将之令于三军，不敢妄有增损

---

① 草昧：犹言"混沌"。谓医界尚未明晰之时。

也，而笔力简洁，自非后人可及。喻嘉言以奇快之笔，发精奥之旨。医学榛芜于今已极，得此《尚论》，实如考钟伐鼓①，醒人梦寐。赵嗣真辨晰经旨，备极精微。王安道考究方法，义多晓畅。他如朱肱、许叔微、韩祗和、庞安常、张元素、李明之、王好古、戴元礼、王履、吴授、张兼善、楼全善、王肯堂、陶华、吴昆诸贤，天资超迈，学力该博②，俱有表章③发明之功。知也幸生千百世后，书册明备，得以参互考订，使前圣遗书，不至终古晦昧。岂敢掩前人之长，为一己之美？故凡有义出特竖④者，仍直书某氏云。

仲景《伤寒杂病论》合十六卷，王叔和撰次其书，为三十六卷，名《金匮玉函经》。初拟以《伤寒经注》与《杂病经注》同登梨枣。而玄晏善病⑤，遂以注书为劳。故先以《伤寒经注》十三卷问世。倘老病余年尚存微息，嗣当以《杂病经注》就正也。

昔仲景悯宗族死亡过半，因作《伤寒杂病论》以救世。今必谓仲景方法为不可用，是又欲驱天下而之死亡也。故是书之刻，非为一己之私，实欲以前圣方法，令斯

---

① 考钟伐鼓：谓考，通"拷"。《后汉书·和熹邓皇后纪》："有囚实不杀人而被考自诬。"

② 该博：渊博。

③ 表章：同"表彰"。

④ 特竖：与众不同。

⑤ 玄晏善病：皇甫谧号玄晏先生，体弱多病。此处指作者多病。

民利赖于无穷。然苟经文有字句之讹，注释有义理之舛，则所遗祸又非浅鲜。昔朱肱《活人书》成，宋道方①就坐间驳正二十余条。知也不慧，敢以是望诸有道，近则面教，远则邮音，以便刊正，则爱我一人哉？实于天下万世有仁施焉矣！

---

① 宋道方：字毅叔，北宋拱州人，以医知名天下。《医说·活人书》："（朱肱）尝过洪州，闻名医宋道方在焉，因携（活人书）以见。宋留肱疑语，坐中指驳数十条，皆有考据。肱惘然自失。"

目 录

叙　说

　　《医宗传》曰：张机，字仲景，汉末南阳人，受业同郡张伯祖。何颙①妙有知人鉴。机总角②时造③颙，颙谓曰：君用思精密，而韵复能高，将为良医矣。举孝廉，官至长沙太守。建安初，郡遭袁术奢虐之余，民户数十万，饥疲凋耗过半。机宗族二百余口，死亡者三之二，伤寒居十之七。机哀伤横夭，勤求古训，博搜前方，援《素问》，撰为《伤寒杂病论》，合十六卷。医方自《神农本草》，后有《伊尹汤液》，继而如和如缓，道虽流行，方皆不传。机所撰，溯《汤液》而广之，凡脏腑之风寒暑湿燥火，离合变化，靡不立论著方，取大小奇偶之制，分之以攻补温凉，合之以君臣佐使，为后世医方作祖。晋高平王叔和，取机所撰，次为三十六卷，名《金匮玉函经》。他如晋·葛洪《肘后》、皇甫谧《甲乙》，梁·陶弘景《集验》，唐·孙思邈《千金》，皆不能出其方法也。于时伤寒、杂病未分为二门，然代远言湮，不无散失。至宋翰林学士王洙在馆阁日，始于蠹简中得《金匮玉函要略方》三卷，上

---

　　① 何颙：字伯求，南阳襄乡人。少年时在洛阳游学。在董卓之乱的时候，曾经和荀爽、王允共谋诛杀董卓，未遂而亡。

　　② 总角：童年时期。

　　③ 造：到，访问。

辨伤寒，中论杂证，下载各方。赞善高保衡，遂奉敕较①定其书，始大行于世。其书初名《金匮玉函经》，一名《金匮方论》，一名《金匮玉函要略方》，最后则名《金匮要略》，始与《伤寒论》分途。而著云机奇术多不传，仅得其逸事可载者。王仲宣年二十时造机，机曰：君体有病，宜服五石汤，不治，及四十当眉落。仲宣以年赊远②，受方不服。后机见复谓之曰：观君之候，非服五石汤者，何自轻也！后四十果眉落。

许宁论曰：仲景医圣，《后汉书》无传，此范晔之失也。据其自论，宗族横夭于建安时。何颙名知人，即目魏武者也。所治王仲宣，又即王粲，其为汉末人无疑。乃有谓仲景为汉武著消渴方者，得毋二君俱谥武，遂误倒其汉魏乎？尝慨世人未观《金匮》全书，辄谓仲景止精伤寒，是犹见九译③之使，谓其精番语④而不知其善华言⑤也。仲景所论伤寒，即《内经》所言三阴三阳，三阳各通其脏脉之旨。初因伤寒病寒，有兼而病风，有闭而病热，有传变而病匪一辙。故其立法著方，举汗吐下及温清补莫不备悉，岂偏主温热药、专疗寒冷病乎？三百九十七法，一百

---

① 较：同"校"。
② 赊（shē 奢）远：久远，遥远。
③ 九译：边远地区或外国。
④ 番语：少数民族或外国的语言。
⑤ 华言：中原地区的语言，后泛指汉语。

一十三方，乃渊源之所自出。以之提挈东垣、范围①河间、陶铸②丹溪，固优③乎有余矣。大成之集，非仲景其谁与归？

聊摄成无己曰：仲景方书，最为群方之祖。仲景本伊尹之法，伊尹本神农之经，医帙之中，特为枢要，参今法古，不越毫末，实大圣之所作也。

河间刘完素曰：黄帝后二千五百有余年，仲景方论出，后之学者有可依据。

东垣李杲曰：仲景为万世法，号群方祖，治杂病若神。后之学者，宗《内经》法，学仲景心，可以为师矣。

丹溪朱震亨曰：仲景诸方，实万世医门之规矩准绳。后之欲为方圆平直者，必于是取则焉。

海藏王好古曰：余读医书几十载矣，所仰慕者，仲景一书为尤焉。然读之未易洞达其趣④，欲得一师指之，遍国中无有能知者。寤而思，寐而思，一语一言美无可状。始而终之，终而始之，即无端之环璧也。或有人焉，厌闻而恶见者，彼实未尝闻，未尝见也。

奉议朱肱曰：伤寒家方论不一，独仲景书犹六经⑤也。其余诸子百家，时有一得，要皆不可为典要。

---

① 范围：规范。

② 陶铸：比喻造就、培育。

③ 优：丰饶，充足。

④ 趣：谓旨也。

⑤ 六经：儒经六种。

李梴曰：《伤寒论》医方大备，扁鹊、仓公无以加焉，后世称为医圣。其门人卫汛①撰《四逆三部厥经》及《妇人胎藏经》《小儿颅囟经方》。

林亿曰：仲景识用精微过其师，所著论，其言精而奥，其法简而详，非浅见寡闻所能及。

孙奇曰：魏·华佗尝出一卷，云此书可以活人。每观华佗，凡所疗病，多尚奇怪，不合圣人之经，活人者必仲景之书也。

赵嗣真曰：仲景之书，一字不同，则治法霄壤，读之者可不于片言只字求其意欤！

安道王履曰：凡治伤寒之要，须读仲景之书，求其立法之意。不然，则疑信相杂，未免通此而滞彼也。

又曰：叔和采仲景之论以成书，功莫大矣。但惜其以自己之说，混于仲景所言之中，使玉石不分，主客杂陈。若先备仲景之言，而欲附己意，明书其名，则不致惑后人而累仲景矣。

又曰：或谓三阴经寒证，本为杂病，为叔和增入其中；或谓理中、四逆诸汤由寒药误治而设。此皆非也。叔和之言，或是《平脉》《辨脉》《可汗》《不可汗》诸篇，有所附益耳。其六经证治，必非叔和所能赞词②。

---

① 卫汛：东汉医家，著名医家张仲景的弟子。据史书载，卫汛著有《四逆三部厥经》《妇人胎藏经》及《小儿颅囟方》等，均佚。

② 赞词：参与撰述。

学士许叔微曰：我读仲景书，守仲景法，然未尝专用仲景方。

郊珍曰：仲景《伤寒杂病论》，后人遵用之，其应若神，其功在天下，犹水火菽粟然，其书可有而不可无者也。

陈孔硕①曰：俗医知有《伤寒百问》而不知有《伤寒论》，俗儒知诵时文而不知诵经史，其过一律也。

方有执曰：《伤寒论》者，为伤寒而论也，然不啻②论伤寒而已也。《素》《难》《本草》之显仁藏用③者，表表④无余蕴矣。不宗师斯，而《活人》⑤《类证》⑥《杀车》⑦焉，而斯道日茅塞矣。

郑佐曰：《伤寒论》为文简严，而寓意渊奥，离为六经，法有详略。详者义例甄明，非长余也；略者旨趣该洽，非缺落也。散之截然殊科，融之约于一贯，顾读而用之者何如耳。儒者既不暇读，医流又鲜能读是矣。微词要义，秘而不宣。至谓此非全书，直欲分门平叙，续臆说以

---

① 陈孔硕：生卒年不详，字肤仲，一字崇清，侯官县（今福州市）人。初从张栻、吕祖谦游，后师事朱熹。学者称为"北山先生"。

② 不啻：不止，不只。

③ 显仁藏用：谓彰显资生化育万物之仁德，其日常功用则人们习见不知。

④ 表表：卓异，特出。

⑤ 活人：《南阳活人书》，宋·朱肱撰于1108年，是全面系统地研究《伤寒论》较早的一部著作。

⑥ 类证：疑为《伤寒类证》，明·黄仲礼所著。

⑦ 杀车：《伤寒杀车槌法》，明·陶华所著《伤寒六书》之一。

为奇，杂群方而云备，使矿镠①合冶，貂犬同裘，如《活人》《杀车》等书，皆仲景之螟螣②也。

宇泰王肯堂曰：王好古云伤寒之法可以治杂病，杂病法不可以治伤寒，岂诚然哉！伤寒法出于仲景，故可以治杂病。而为杂病法者，多未梦见仲景者也。而世之医，至有终身目不识者，独执陶氏《六书》以为枕中鸿宝耳。夫陶氏书不过剽窃南阳唾余，尚未望见易水门墙③，而辄诋《伤寒论》为非全书，聋瞽④来学，盖仲景之罪人也。

又曰：岐黄犹羲文⑤也，仲景其孔子乎。易水师弟⑥，则濂洛⑦诸贤。金华师弟⑧，则关闽⑨诸大儒也。拟人者不伦于此矣。

王执中曰：仲景《伤寒论》乃伤寒家立方之祖。譬则

---

① 镠（liú 流）：成色好的金子。

② 螟螣（míngtè 明特）：两种食苗的害虫，引申为危害。

③ 易水门墙：谓易水学派的门径。易水，金元时代医学上的一个学术派别，其代表人物为张元素，因张氏家居易水（今河北易县）故名。该学派重视致病的内因，具有创新精神。

④ 聋瞽（gǔ 鼓）：犹聋盲，耳聋目盲。

⑤ 羲文：谓伏羲、周文王。

⑥ 易水师弟：指金元时期河北易州张元素及其弟子与后继者李杲、王好古、罗天益等。

⑦ 濂洛：指北宋理学的两个学派。"濂"指濂溪周敦颐，"洛"指洛阳程颢、程颐。

⑧ 金华师弟：指金元时期，浙江金华朱丹溪及其弟子与后继者戴思恭、王履等。

⑨ 关闽：指北宋理学的两个学派。"关"指陕西张载，"闽"指讲学于福建的朱熹。

圣人之经，游夏^①不能赞一辞者也。成无己注释，虽大有功于仲景，中间不无赘语，亦不能无可疑处，是以每为陶节庵之所惜。

嘉言喻昌曰：伤寒篇目，先后差错，赖有三百九十七法，一百一十三方之名可为校正。王叔和附以己意，编集成书，后人称为仲景之徒，究竟述者之明，不及作者之圣，只令学者童而习之，白首不得其解。如庞安常、朱肱、王履之流，非不互有阐发，然不过为叔和功臣耳，未见为仲景功臣也。

先君德含氏曰：《内经》《伤寒论》不可不读，透此二书，下此便如摧枯拉朽。又曰：予少读陶氏书，颇谓有得，及读《伤寒论》，又爽然自失矣。每寻味间获其一义，辄如置身百尺楼上，后人不可不精思讲求也。

夏之异曰：《灵》《素》开先于仲景，而仲景之传首自伤寒，则知伤寒明而万变皆备，后虽变易无穷，终莫越其矩范也。

范期爵曰：医家之书，汗牛充栋，非致远恐泥，即一览无余，求其义精词奥，则不得不研极伤寒之论，而神游张子之堂也。

朱凤律曰：仲景之书，疑于条例繁多，然颐而不可厌也。疑于病变纷纭，然动而不可乱也。

---

① 游夏：子游（言偃）与子夏（卜商）的并称。两人均为孔子的学生，长于文学。

徐成章曰：读仲景书，然后知平日之心粗；用仲景法，然后知群方之药杂。

程永心曰：仲景法未易用，仲景书亦未易读，意惟能读仲景书者，然后能用仲景法，亦惟能用仲景法者，然后能读仲景书。

赵成谟曰：仲景之后无医。非无医也，医至仲景而蔑①以加，则谓之无医也亦宜。

朱缓曰：今人每喜集方书，不喜谈理解②。然理解不明，可用方书乎？谈理惟仲景无弊，故古今推为医圣。

汪廷佐曰：字不学钟王③，终成小家；医不宗仲景，终无成法。

汪熙载曰：仲景之堂，几无阶可升，是以其书尝束置高阁。此犹拙工之束置绳墨也，究竟不可以为工。

程知曰：张子书意旨精密，以简奥之词，补《内经》所未及，推之包万殊，约之入无间，每一展卷，辄有观海难为水之叹。

后人于蠹简残篇中读古人书，须善会其意。如仲景撰《伤寒卒病论》，合十六卷，卒字当是杂字之亥豕④，解为仓卒之卒，终属勉强。

---

① 蔑：无，没有。
② 理解：分析说理。
③ 钟王：三国时魏书法家钟繇与晋书法家王羲之的并称。
④ 亥豕："亥"和"豕"的篆文字形相似，容易混淆。后用以指书籍传写或刊印中文字因形近而误。

秦汉文字不易读。读《伤寒论》者，须先读六经治法，然后读脉法，不则，词理渊深，尤难入目。

伤寒即入阴经，朱奉议识之。麻黄、桂枝汤为即病之风寒设，王安道识之。至青龙、白虎、栀豉、承气诸汤为解散温热病而设，则自晋唐迄明，从未有识之而为之阐明者也。瞻前忽后，仲景之高深难测如此。

叔和以自己所言杂于仲景论中，后人每以无从辨别为恨。最可异者，《伤寒例》一篇。明是叔和所撰，即叔和亦自有搜采仲景旧论，录其真方语。而朱奉议、王安道、赵嗣真、王宇泰诸名家，称引片例，乃复指为仲景之言，此亦前贤读书论事卤莽之一端也。

序例所言，多与经旨不合，而误认为仲景之言，是以称引①时多所回护②。若直指为叔和之言，则不必费回护矣。

医必通儒，然后能明理。今天下才隽，不得志于时，类多景慕③文正，从事医药。正当访集名流，讲明理奥，尊岐黄之至教，阐仲景之绝学。若复纂抄类书，矜为鸿宝；小志钱刀，藉口活人。则又方技家所窃笑，而非儒者所乐道也。凡我同志，其共勉旃④。

陈景瞻曰：仲景《伤寒论》原不易读，读之亦不易

---

① 称引：援引，称述。
② 回护：袒护，庇护。
③ 景慕：景仰，仰慕。
④ 勉旃（zhān 沾）：努力，多于劝勉时用之。

解，所以人多弃之。殊不知四时感冒，医不如法，变症百出，人之生死关头，全赖是书，岂可忽哉！

王叔和伤寒例

《阴阳大论》云：春气温和，夏气暑热，秋气清凉，冬气冷洌，此则四时正气之序也。冬时严寒，万类深藏，君子固密，则不伤于寒，触冒之者，乃名伤寒耳。其伤于四时之气者，皆能为病，以伤寒为毒者，以其最成杀厉之气也。中而即病者，名曰伤寒，不即病者，寒毒藏于肌肤，当曰藏于骨髓，至春变为温病，至夏变为暑病。暑病者，热极重于温也。暑病亦未必热极重于温，当曰至春发为温病，至夏发为暑病。暑病者，其时热重于温也。是以辛苦之人，春夏多温热病，皆由冬时触寒所致，非时行之气也。凡时行者，春时应暖而反大寒，夏时应热而反大凉，秋时应凉而反大热，冬时应寒而反大温，此非其时而有其气。是以一岁之中，长幼之病多相似者，此则时行之气也。故知疫证有热亦有寒。夫欲候知四时正气为病，及时行疫气之法，皆当按斗历①占之。稍节。从霜降以后至春分以前，凡有触冒霜露，体中寒即病者，谓之伤寒也。其冬有非节之暖者，名曰冬温。冬温之毒与伤寒大异。稍节。从立春节后，其中无暴大寒，又不冰雪，而有人壮热为病者，此属春时阳气发冬时伏寒，变为温病。从春分以后至秋分节前，天有暴

---

① 斗历：古人根据北斗七星斗柄的运行方向，来确定季节和节气的一种方法。

寒者，皆为时行寒疫也。_{稍节。}其病与温暑病相似，但治有殊耳。_{稍节。}然气候亦有应至而不至，或有未应至而至者，或有至而太过者，皆成病气也。_{稍节。}须知毒烈之气，留在何经，而发何病，详而取之。_{稍节。}伤寒之道，逐日浅深，以施方治。今世人伤寒，或始不早治，_{稍节。}日数久淹，困乃告医，医人又不依次第而治之，则不中病，皆宜临时消息制方，无不效也。今搜采仲景旧论，录其证候诊脉声色对病真方有神验者，拟防世急也。_{稍节。}

此明冬时即病为伤寒，冬伤于寒，至春夏而发为温热病。冬有非常之暖，夏有非常之凉，则为时行疫气。

凡伤于寒，则为病热，热虽甚不死。若两感于寒而病者，必死。尺寸俱浮者，太阳受病也，当一二日发。以其脉上连风府，故头项痛，腰脊强。尺寸俱长者，阳明受病也，_{当日尺寸俱大。仲景曰：伤寒三日，阳明脉大。《内经》谓：阳明脉浮大以短。}当二三日发。以其脉侠鼻，络于目，故身热，目痛鼻干，不得卧。尺寸俱弦者，少阳受病也，当三四日发。以其脉循胁，络于耳，故胸胁痛而耳聋。此三经皆受病，未入于腑者，_{《内经》作脏。}可汗而已。尺寸俱沉细_{当日俱沉者，}太阴受病也，当四五日发。以其脉布胃中，络于嗌，故腹满而嗌干。尺寸俱沉_{当日沉细者，}少阴受病也，当五六日发。以其脉贯肾，络于肺，系舌本，故口燥舌干而渴。尺寸俱微缓者，厥阴受病也，当六七日发。以其脉循阴器，络于肝，故烦满而囊缩。此三经皆受病，已入于腑，可下而已。《内经》无此句，其后治法云：治之各通其脏脉，病日衰已矣。其未满三日者可汗而已，其满三日者可泄而已。若两感于寒者，一日太阳受之，即与少阴俱病，则头痛口干，烦满而渴；二日阳明受之，即与太阴俱病，则腹满身热，不欲食，谵语；三日少阳受之，即与厥阴俱病，则耳聋，囊缩而厥，水浆不入，不知人者，六日死。若三阴三阳、五脏六腑皆受病，则荣卫不行，腑脏不通，则死矣。其不两感于寒，更不传经，不加异气者，加异气者，谓重感于风寒之气与时行之疫气也。至七日太阳病衰，头痛少愈也；八日阳明病衰，身热少歇也；九日少阳病衰，耳聋微闻也；十日太阴病衰，腹减如故，则思饮食；十一日少阴病衰，渴止舌干，已而嚏也；十二日厥阴病衰，囊纵，少腹微下，大气皆去，病人精神爽慧也。此全述《内经》热病相传之次，添入脉法，与《内经》不合。若过十三日以上不间，尺寸陷者，大危。若更感异气，变为他病者，当依旧坏证病而治之。当日当依证而治之。盖误治不愈之病，谓之坏病。重感于风寒、时疫之气者，不得谓之坏病也。若脉阴阳俱盛，重感于寒者，变为温疟。阳脉浮滑，阴脉濡弱者，更遇于风，变为风温。阳脉洪数，阴脉实大者，更遇温热，变为温毒，温毒为病最重也。阳脉濡弱，阴脉弦紧者，更遇温当作瘟气，变为温疫。以此冬伤于寒，发为温病。脉之变证，方治如说。稍节。

此明冬伤于寒，春必病温，有温疟、风温、温毒、温疫四证之不同。考之《内经》，温疟正冬不藏精，寒毒藏于骨髓，遇大暑大汗而始发之病。其气先从内出之于外，故先热而后寒，故叔和谓之重感于寒也。风温为病，发汗已，身尤热，正冬不藏精，感于寒气，遇于春时之风而发，故叔和谓之更遇于风也。温毒乃温病之极重者，故叔和谓之更遇温热，谓其发于温暑之时也。温疫者，天地不正之气，似有鬼物，役役①而走，阖门沿境，长幼相似，凡饥馑兵荒之后，死亡相逐，尤多斯疾，故温而谓之瘟，故叔和谓之更遇瘟气也。

按《五十八难》云：伤寒有五，有中风，有伤寒，有湿温，有热病，有温病。湿温之脉，阳浮而弱，阴小而急。叔和有温疫一名，无湿温之说。一岁之中，湿热相蒸，最足为疫，以其非冬伤于寒而发之变，故叔和不言及之也。

凡伤寒之病，多从风寒得之。始表中风寒，入里则不消矣，未有温覆而当不消散者。不在证，当作表。治拟欲攻之，尤当先解表，乃可攻之。若表已解而内不消，非大满，犹生寒热，则病不除。若表已解，而内不消，大满大实，坚有燥屎，自可除下之，虽四五日，不能为祸也。若不宜下，而便攻之，内虚热入，协热遂利，烦躁诸变，不可胜数。轻者困笃，重者必死矣。

此明伤寒先表后里之例。

夫阳盛阴虚，谓里之阳盛。汗之则死，下之则愈。阳虚阴盛，谓表之阳盛。汗之则愈，下之则死。然亦有直中阴经不可汗者。次六句述《难经》原文。夫如是，则神丹安可以误发，

---

① 役役：狡黠貌。《庄子·胠箧》："舍夫种种之民，而悦夫役役之佞。"成玄英："役役，轻黠之貌。"

甘遂何可以妄攻？稍节。况桂枝下咽，阳盛则毙；里之阳盛也。承气入胃，阴盛以亡。表之阴盛也，稍节。此阴阳虚实之交错，其候至微；发汗吐下之相反，其祸至速。稍节。凡两感病俱作，治有先后。发表攻里，本自不同。而执迷妄意者，乃云神丹甘遂合而饮之，且解其表，又除其里。言巧似是，其理实违。稍节。

此明汗下不可妄攻及汗下不宜并用之例。

凡发汗温服汤药，其方虽言日三服，若病剧不解，当促其间，可半日中尽三服。若与病相阻，即便有所觉。重病者，一日一夜当晬①时观之。如服一剂，病证尤在，当复作本汤服之。至有不肯汗出，服三剂乃解。若汗不出者，死病也。亦有先补而后汗者，当细审之。

此明伤寒解表服汤宜急之例。

凡得时气病，至五六日而渴欲饮水，饮不能多，不当与也。何者？以腹中热尚少，不能消之，使更与，又作病也。至七八日，大渴欲饮水者，尤当依证而与之。与之常令不足，勿极意也。若饮而腹满，小便不利，若喘若哕，不可与之也。忽然大汗出，是为自愈也。凡得病，反能饮水，此为欲愈之病。其不晓病者，但闻病饮水自愈，小渴者乃强与饮之，因成其祸，不可复数。

此明热病饮水不当过与之例。

凡得病，厥脉动数，服汤药更迟，脉浮大减小，初躁

---

① 晬（zuì 最）：指满十二时辰，即一昼夜。

后静，此皆愈证也。

此明伤寒欲愈之脉例。

凡治温病，可刺五十九穴。稍节。

此引《内经》以刺泻热之旨，与仲景相发明。《灵枢》曰：热病取之诸阳五十九穴，刺以泻其热而出其汗，实其阴而补其不足。五十九穴，详《灵》《素》二书，穴法有不同者。《素问》治热之标，《灵枢》治热之本，各有缓急所宜也。

脉盛身寒，得之伤寒；脉虚身热，得之伤暑。脉阴阳俱盛，大汗出不解者，死。脉阴阳俱虚，热不止者，死。脉至乍疏乍数者，死。脉至如转索者，其日死。谵言妄语，身微热，脉浮大，手足温者生；逆冷，脉沉细者，不过一日死矣。此以前是伤寒热病证候也。仲景谓脉紧如转索无常，又非死脉之谓。

叔和之学博而寡要，嘉言谓其不该不贯，此语读《脉经》者当自得之。其所撰《伤寒例》于仲景无所发明，间有与经旨不合者。故《条辨》削之，《尚论篇》驳之，然未免过激也。瑕瑜不掩，正自是圣贤之分。仲景之书，所以逮今千有余年显用者，未必非叔和表章之功。故略节其浮词及不切于伤寒者，以备观览，俾后学识渊源所自云。

《内经》之言融洽该备，旨趣深长。《内经》曰：三阳经络皆受病，而未入于脏者，可汗而已。腑属阳经，脏属阴经，谓未入阴经者可汗也。后云未满三日者可汗而已，其满三日者可泄而已，合六经言之也。若止谓三阴经可下，则遗却三阳下证矣，而三阴经亦岂尽入腑可下乎？东垣乃解脏为藏物之藏，非脏腑之脏，吴鹤皋遂僭改经文，皆叔和为之开其端也。

仲景之言多补《内经》所未及。仲景曰：太阳之为病，头项强痛而恶寒；阳明之为病，胃家实；少阳之为病，口苦、咽干、目眩；太阴之为病，腹满而吐，食不下，自利益甚，腹自痛；少阴之为病，脉微细，但欲寐；厥阴之为病，气上撞心，心中痛热，饥不欲食，痛吐蛔。皆言六经自病之证也，与《内经》言热病传经者不同。叔和欲发明仲景，而全述《内经》热病，岂欲补仲景所未及欤？而于仲景所论即病伤寒，则何不一及之也？

序例论热病相传之次，而不及即病之伤寒，故后人疑麻、桂、姜、附难用。后人知麻、桂、姜、附为即病之伤寒设，而不知青龙、白虎为温热病设，故疑仲景非全书。噫！仲景之堂，是以未易得门而入也。

张仲景伤寒卒病论原序^①卒当作杂

论曰：余每览越人入虢之诊，望齐侯之色，未尝不慨然叹其才秀也！怪当今居世之士，曾不留神医药，精究方术，上以疗君亲之疾，下以救贫贱之厄，中以保身养生。但竞逐荣势，企踵权豪，孜孜汲汲，唯名利是务；崇末弃本，华外悴内。卒然遭邪风之气，婴非常之疾，患及祸至，而方震栗；降志屈节，钦望巫祝，告穷归天，束手受败。赍百年之寿命，持至贵之重器，委付凡医，恣其所措。咄嗟呜呼！厥身已毙，神明消灭，变为异物，幽潜重泉，徒为涕泣。举世昏迷，莫能觉悟，至于是也！余宗族素多，向余二百，建安纪年以来，犹未十年，其死亡者三分有二，伤寒十居其七。感往昔之沦丧，伤横夭之莫救，乃勤求古训，博采众方，撰用《素问》《九卷》《八十一难》《阴阳大论》《胎胪药录》并《平脉》《辨证》，为《伤寒卒病论》合十六卷。虽未能尽愈诸病，庶可以见病知源。若能寻余所集，思过半矣。夫天布五行，以运万类，人禀五常，以有五脏；玄冥幽微，变化难极，自非才高识妙，岂能探其理致。上古有神农、黄帝、岐伯、伯

---

① 张仲景伤寒卒病论原序：底本中"张仲景伤寒卒病论原序"的文字有缺漏，与其他校本相比，有多处缩写改写，而且序后有作者的评语，为了尊重原书的面貌，不予改动。

高、雷公、少俞、少师、仲文，中世有长桑、扁鹊，汉有公乘阳庆及仓公，下此以往，未之闻也。观今之医，不念思求经旨，以演其所知；各承家技，终始顺旧；省疾问病，务在口给；相对斯须，便处汤药；按寸不及尺，握手不及足；人迎、趺阳，三部不参；动数发息，不满五十；短期未知决诊，九候曾无仿佛；明堂、阙庭，尽不见察，所谓管窥而已。欲视死别生，实为难矣！孔子云：生而知之者上，学则亚之，多闻博识，知之次也。余宿尚方术，请事斯语。

　　　　汉长沙守南阳张机著

　　以仲景之圣，犹自居于学知，无如今人总是不学也。不学，又恶可为医？

　　今人之圣不及仲景，乃相对斯须，便处汤药，自以为能，世亦称之曰能，而岂知正以此误人也。东坡云：京师国医手里死汉尤多，多于草率也。读仲景自序，当悚然汗下矣。

辨脉法第一

辨脉者，辨脉之阴阳死生也。平脉者，平脉之太过不及，使归于脏气时气之和平也。辨脉虽间及杂病，而多是言伤寒。平脉虽间及伤寒，而多是言杂病。故伤寒杂病二论当合为一书，以复仲景之旧云。

问曰：脉有阴阳者，何谓也？答曰：凡脉大、浮、数、动、滑，此名阳也；脉沉、涩、弱、弦、微，此名阴也。凡阴病见阳脉者生，阳病见阴脉者死。数，音朔，后同。

首辨脉之阴阳也。成氏曰：《内经》曰：微妙在脉，不可不察，察之有纪，从阴阳始。故首论伤寒之为病，邪在表，则见阳脉；邪在里，则见阴脉。阴病见阳脉而主生者，邪气自里之表，欲汗而解也。如厥阴中风，脉微浮为欲愈，不浮为未愈者是也。阳病见阴脉而主死者，邪气自表入里，正虚邪胜。如谵语妄言，脉沉细者死是也。

阴阳之义，全书之枢要。人资阳气以生，故病以脉阳和为不死，浮、大、数、动、滑皆阳气之见于外者，沉、涩、弱、弦、微皆阳气不足而阴见于里者。然阴病见阳脉，宜何如消释其病，而并不铲其脉；阳病见阴脉，宜何如挽回其脉，而并可解其病。有志活人者，当见微知著，图几①于早，毋谓伤寒凭证不凭脉，而冥冥②决事也。张氏曰：正气实者多见阳脉，正气虚者多见阴脉。证之阳者，假实也；脉之阴者，真虚也。

开宗即曰阴病阳病，而世人犹谓是书止为寒病设。

---

① 几：谓几微。指预兆，隐微。
② 冥冥：懵懵无知貌。

问曰：脉有阳结、阴结者，何以别之？答曰：其脉浮而数，能食，不大便者，此为实，名曰阳结也，期十七日当剧。其脉沉而迟，不能食，身体重，大便反硬，名曰阴结也，期十四日当剧。剧，竭戟切。硬，音硬。

言邪气固结，有阴阳之别也。浮数，阳脉也；能食，阳病也；不大便，里实也，是为阳热之邪固结。沉迟，阴脉也；不能食，身体重，阴病也。阴病见阴脉，则当下利，今反大便硬，是为阴寒之邪固结，病甚也。伤寒六日传经尽，七日当愈。十四日者，经气再过之余也。阳道常饶，而胃气三日未尽，故期以十七日剧。阴道常急，故期以十四日剧。

本文皆阳明胃实之证，阳结为热邪，阴结为寒邪。详其脉证，未必即死。然结而不解，延至十七日、十四日，荣卫不行，脏腑不通，虽欲勿剧，得乎？是以贵早辨其阴阳，而议下议温也。

问曰：病有洒淅①恶寒，而复发热者何？答曰：阴脉不足，阳往从之；阳脉不足，阴往乘之。曰：何谓阳不足？答曰：假令寸口脉微，名曰阳不足，阴气上入阳中，则洒淅恶寒也。曰：何谓阴不足？答曰：假令尺脉弱，名曰阴不足，阳气下陷入阴中，则发热也。

辨阴阳相乘之脉也。邪气往来，则阴阳之气更盛更虚，阴并则寒，阳并则热矣。凡疟与往来寒热之脉皆然也。

上经三条，论辨脉阴阳法。

阳脉浮，阴脉弱者，则血虚。血虚者，筋急也。

此下杂言诸脉法象也。寸浮则阴不内守，尺弱则血不内荣，是以

---

① 洒淅（xiǎnxī 显吸）：寒颤貌。

不可大汗也。

其脉沉者，荣气微也。其脉浮而汗出如流珠者，卫气衰也。荣菅同，《内经》作菅。

水谷之精气为荣，荣行脉中；水谷之悍气为卫，卫行脉外。荣行内而主血，故沉以候荣；卫行外而主气，故浮以候卫。脉沉，则荣不内充；浮而汗如流珠，则卫不外固。

荣气微者，加烧针，则血流不行，更发热而躁烦也。

言荣微忌烧针也。成氏曰：阴虚则内热，加烧针以助阳，则两热合，而荣血不行，必更外发热而内躁烦。

唐氏曰：其始也，虽微而流，烧针以逼之也。其既也流而不行，烧针以竭之也。

脉蔼蔼如车盖者，名曰阳结也。脉累累①如循长竿者，名曰阴结也。

蔼蔼如车盖，圆动浮大之貌，为阳气固结，阴不得而和之。累累如循长竿，直引强硬之貌，为阴气固结，阳不得而和之。前言阴结、阳结，盖指便硬一证言之，此则专言脉象也。

脉瞥瞥②如羹上肥者，阳气微也。脉萦萦③如蜘蛛丝者，阳气衰也。脉绵绵如泻漆之绝者，亡其血也。

脉瞥瞥如羹上肥，希微可见，轻浮无根之貌。萦萦如蜘蛛丝，牵惹旁旋，微细欲绝之貌。绵绵如泻漆之绝，连绵而软，前后纵而中欲绝貌。三者之象，皆谓脉不往来也。

---

① 累累：连续不绝的样子。
② 瞥（piě 撇）瞥：形容闪烁不定，飘忽浮动。
③ 萦（yíng 营）萦：纤细的样子。

脉来缓，时一止复来者，名曰结。脉来数，时一止复来者，名曰促。阳盛则促，阴盛则结，此皆病脉。

促，脉气短促，不能相续也。其脉数，时一止复来，盖痰食气血，内有所壅，其阳盛者，则为此脉。结，脉气结滞也。其脉缓，时一止复来，盖痰食气血，内有所壅，其阴盛者，则为此脉。成氏曰：伤寒有结代滞脉，动而中止，不能自还，为死脉。此结促之脉，只是阴阳偏盛，而时有一止，故云病脉。

促结之止，去来有力，其至数无定。代脉之止，去来无神，其至数不复增减。盖脾真欲绝之脉也。

《内经》论虚里之脉曰：结而横，有积矣①。是脉来横结，指下有结滞之意也。而仲景则谓之缓，时一止。《内经》曰：寸口之脉中手短者，曰头痛；中手长者，曰足胫痛；中手促上擊者，曰肩背痛②。是急促、短促之义也。而仲景则谓之数、时一止，盖出于《难经》胁下有积，肺脉结，时一止，无常数之旨也。

阴阳相搏，名曰动。阳动则汗出，阴动则发热。形冷恶寒者，此三焦伤也。若数脉见于关上，上下无头尾，如豆大，厥厥动摇者，名曰动也。

阳升阴降，往来于寸尺之间，则冲和安静。惟阳欲升，而阴不足以和之使降，则两相搏击，其脉如数而蹶蹶动摇者，见于关上矣。厥与蹶同，跳动之貌也，阳出阴入矣。关为界，关前三分为阳，关后三分为阴。阴中之阳动于阳位，则外扰而汗出；阴中之阳动于阴位，则内躁而发热。若脉见动摇，而反形冷恶寒，则是三焦受伤。《难经》

---

① 结而横有积矣：语见《素问·平人气象论》。
② 寸口之脉……肩背痛：语见《素问·平人气象论》。

曰：三焦者，原气之别使。盖真阳不守，将欲跳露而出也①。凡虚损之人，多见此脉。

阳脉浮大而濡，阴脉浮大而濡，阴脉与阳脉同等者，名曰缓也。濡音如。

成氏曰：阳寸阴尺，上下同等，无有偏胜，是阴阳之气和缓，非若迟缓之有邪也。阴阳偏胜者为结、为促，阴阳相搏者为动，阴阳相和者为缓。

缓，有和缓之意，宽缓之意，与软相类，不与迟相类，故经谓之浮大而濡，不曰浮大而迟也。盖脉之迟数以至数言，缓急以脉形言耳。

脉浮而紧，名曰弦也。弦者，状如弓弦，按之不移也。脉紧者，如转索无常②也。

春时阳气方伸，阴寒未退，故春脉如弦。此浮而紧曰弦。浮者阳也，紧者阴也，阳而未离乎阴也。浮谓直长，可见于脉上，勿泥浮为在表。有浮弦，亦有沉弦也。弦紧之状并，如引绳。此既以紧释弦，恐人混而无别，故又别之曰：指下不移，直长如弓弦者，弦脉也。如转索无定者，紧也。盖紧为寒邪方盛，直细中有转动急疾之意焉，故谓如转索也。

弦为阳，而未离乎阴。故许叔微谓：兼浮大数长，则为阳胜；兼沉涩微细，则为阴盛。叔和谓：脉至如转索者，其日死。为其紧急不软，无胃气也，又非仲景所谓转索无常，学者详之。

脉弦而大，弦则为减，大则为芤；减则为寒，芤则为

---

① 三焦者……出也：语出《难经·三十八难》。
② 转索无常：谓脉来如正在绞动的绳索旋转不定，紧急而有力。

虚。虚寒相搏，此名曰革。妇人则半产漏下，男子则亡血失精。芤，口平声。

言弦而虚大之脉也。弦则为减，谓阳气减少而寒也。大则为芤，谓似草中空而虚也。虚寒相搏，则精血漏失，有去故从新之意，故谓革。《易》曰：革，去故也①。

上经十六条，杂论诸脉之象。

所论脉象多补《内经》所未有。

问曰：病有战而汗出，因得解者，何也？答曰：脉浮而紧，按之反芤，此为本虚，故当战而汗出也。其人本虚，是以发战；以脉浮，故当汗出而解也。

此言伤寒欲解之脉也。浮为表，紧为阴，芤为虚。虚不足以胜邪，故邪欲出表时，阳必与阴相搏而战。以邪在表，故战已当发热汗出而解。

若脉浮而数，按之不芤，此人本不虚，若欲自解，但汗出耳，不发战也。

数为阳邪，不芤则脉浮大有力。正足以胜邪，故但汗出耳，不发战。此下旧本有"问曰：病有不战而汗出解者，何也？答曰：脉大而浮数，故知不战汗出而解也"二十九字，义重上文，故逸之。

问曰：病有不战不汗出而解者，何也？答曰：其脉自微，此以曾经发汗、若②吐、若下、若亡血，以内无津液，此阴阳自和，必自愈，故不战不汗出而解也。

脉微者，邪气微也。既经发汗、吐下、亡血，则津液衰少，得阴

---

① 革去故也：语见《周易·杂卦》。

② 若：或。

阳气和，则不战不汗而亦解矣。

问曰：伤寒三日，脉浮数而微，病人身凉和者，何也？答曰：此为欲解也，解以夜半。脉浮而解者，濈然汗出①也；脉数而解者，必能食也；脉微而解者，必大汗出也。濈音戢。

伤寒三日，阳去入阴之时。病人身热，脉浮数而大，邪气传也。若身凉和，脉浮数而微，则邪不传，而欲解矣。解以夜半，阳得阴则解也。脉浮，则邪易外散。脉数、能食，则胃气和。脉微，则邪气退。故俱得身凉和而解。

王氏曰：上言脉微故不汗出而解，此言脉微而解必大汗出，不几相左耶？曰：上以曾经汗、吐、下、亡血，邪正俱衰，故不能作汗而解；此以未经汗、吐、下、亡血，正盛邪衰，故大汗出而解，非相左也。

问曰：脉病欲知愈未愈者，何以别之？答曰：寸口、关上、尺中三处，大小、浮沉、迟数同等，虽有寒热不解者，此脉阴阳为和平，虽剧当愈。

王氏曰：阴阳偏而为病，平而为和。故内伤外感之不同，则气口、人迎不等；上下盛衰之不同，则浮中沉、尺寸不等。今寸关尺皆同等，故为阴阳和而自愈也。《内经》曰：寸口、人迎两者相应若引绳，大小齐等者，名曰平人②。

按大小、浮沉、迟数同等，谓三部九候无相失也。然亦大不甚

---

① 濈（jí 吉）然汗出：由阳明病内热引起的蒸热汗出，是连绵不断地、一阵接一阵地微汗出。

② 寸口人迎……平人：语出《灵枢·禁服》。

大，小不甚小，浮不甚浮，沉不甚沉，迟不甚迟，数不甚数，为有冲和平等之象也。若三部皆大，三部皆小，三部皆浮，三部皆沉，三部皆迟，三部皆数，而无冲和之气，则又是病脉矣。又三部不同位，四时不同气，并须识其本脉而审候之。

立夏得洪大脉，是其本位，其人病身体苦疼重者，须发其汗。若明日身不疼不重者，不须发汗。若汗濈濈自出者，明日便解矣。何以言之？立夏得洪大脉，是其时脉，故使然也。四时仿此。

春弦，夏洪，秋毛，冬石，当其时得之，则为平脉。虽外感寒邪，但微汗出自愈耳。重则治之，轻则不必治也。《内经》曰：脉得四时之顺者，病无他①。

问曰：凡病欲知何时得，何时愈。答曰：假令夜半得病，明日日中愈；日中得病，夜半愈。何以言之？日中得病夜半愈者，以阳得阴则解也；夜半得病明日日中愈者，以阴得阳则解也。

此阴阳相胜之常理。

上经七条，论伤寒欲解脉法。

寸口脉浮为在表，沉为在里，数为在腑，迟为在藏。假令脉迟，此为在藏也。藏同脏。

躯壳之外为表，躯壳之内脏腑为里，故以浮沉别之。诸阳经皆属腑，诸阴经皆属脏，故以迟数别之。此即《九难》别知脏腑受病之义也，即伤寒辨三阴三阳证之总诀欤！然病之传变亦有数而入脏，迟而入腑者矣。经曰：脉沉而迟，不能食，身体重，大便反硬，是迟

---

① 脉得……病无他：语出《素问·平人气象论》。

入腑也。又曰：少阴病，脉沉细数，病为在里，不可发汗，是数入脏也。

寸口即气口，是合寸尺言之，亦合左右言之。以左寸为人迎，右寸为气口，此叔和之误也。人迎是结喉两旁动脉。

寸口脉浮而紧，浮则为风，紧则为寒。风则伤卫，寒则伤荣，荣卫两伤，骨节烦疼，当发其汗也。

此辨中风、伤寒之脉总诀也。风为阳邪，其气扬，故脉浮缓。寒为阴邪，其气敛，故脉紧急。荣卫皆表也，但荣气行脉中则为阴，卫气行脉外则为阳。阳邪从阳之类，故风伤卫而汗出；阴邪从阴之类，故寒伤荣而无汗。卫得风则热，荣得寒则痛，故荣卫两伤，则骨节烦痛，此当发汗以逐其邪。风伤卫者桂枝汤发之，寒伤荣者麻黄汤发之，荣卫俱伤者大青龙汤发之也。

脉浮而大，心下反硬，有热，属脏者，攻之，不令发汗。

言脉见浮大宜攻不宜汗者也。浮沉之脉，当责邪在表。若心下反硬，则是有热结于里也，其在府者攻之无疑矣。若有属脏者，则为邪入于阴，亦宜急下以救之。不令发汗，恐津液去，而热邪益炽也。故阳明有攻下之法，而少阴有急下之证，均以发汗为戒也。

属腑者，不令溲数，则大便硬。汗多则热愈，汗少则便难，脉迟尚未可攻。

言热入于腑不宜利小便也。阳邪入胃腑，反利其小便，则大便愈硬。盖津液足则汗多而热易愈，津液燥则汗少而大便难，是以宜攻不宜利小便也。设脉迟，则为阴寒未解，在脏未可攻，在腑亦未可攻也。

上经四条，论表里汗下大法。

跌阳脉浮而涩，少阴脉如经^①也，其病在脾，法当下利。何以知之？若脉浮大者，气实血虚也。今跌阳脉浮而涩，故知脾气不足，胃气虚也。以少阴脉弦而浮，才见，此为调脉，故称如经也。若反滑而数者，故知当屎脓也。跌，音夫。

言病有诊跌阳、太溪法，以辨其下利脓血也。跌阳者胃之动脉，在足背上去陷谷三寸。胃者，水谷之海。若胃气愈坏，脏腑无所禀受，则其脉不动而死，故仲景法特诊跌阳以察胃气焉。少阴动脉名太溪，在足内踝后跟骨上，又阴血之所，属二便之总司也。跌阳脉浮涩，少阴脉如经，病在胃不病在肾也。盖脾与胃为表里，若脉浮大者，轻取有余，重取不足，则气实血虚。今轻取之便大而涩，则是脾胃之气不足，当谷不消而水不别，证见下利也。少阴之脉沉细，诊太溪则以弦浮为如经，若反滑数，则为热入少阴，法当屎脓。盖水谷之下利属于脾胃，而脓血之下利属于肾，此可诊跌阳、太溪而辨之也。

跌阳脉迟而缓，胃气如经也。跌阳脉浮而数，浮则伤胃，数则伤脾。此非本病，医特下之所为也。荣卫内陷，其数先微，脉反但浮，其人必大便硬，气噎而除。何以言之？本以数脉动脾，其数先微，故知脾气不治，大便硬，气噎而除。今脉反浮，其数改微，邪气独留，心中则饥，邪热不杀谷，潮热发渴，数脉当迟缓，脉因前后度数如法，数脉不时，则生恶疮也。

---

① 经：常

言趺阳脉迟缓，妄下则有浮数之变也。趺阳以迟缓为常，若妄下之，则胃气不守而浮，脾损其津而数矣。盖妄下则营卫之气内陷。若其数者，先不数而但微浮，则脾胃虽伤，犹无大害。其人之病，止于津少便硬，得气噫而除。盖脾病善噫，得后出气则快然而衰也。今脉已伤胃而浮数者，已改变其微，则邪热之气留陷于中，饥而不能杀谷，必至潮热发渴矣。妄下之变如此。若脉数不时而见，则邪不传里，必郁荣卫之间，出自肌皮而为恶疮也。

趺阳脉浮，浮则为虚，浮虚相搏，故令气馁，言胃气虚竭也。脉滑则为哕，此为医咎，责虚取实，守空逼血。脉浮，鼻中燥者，必衄也。馁，音噎。哕，于月切。衄，女六切。

亦言妄治则有馁、哕、鼻衄之变也。馁者，气噎塞而不通之名，义同噎也。哕者，气自下上逆而有声之名，即俗所谓呃逆也。趺阳浮虚则为馁，滑则为哕，皆医妄汗，妄与冷水之过也。衄者，鼻中出血之名。《内经》曰：阴在内，阳之守也。责虚取实，则阴无所守，而逼血妄行，脉浮鼻燥，则血从鼻出矣。

哕证有虚有实，有寒有热，热病至哕则为难治。李东垣、王海藏以为干呕，陈无择以哕名咳逆，皆失之远矣。俗又以呃逆为吃逆，盖传写之误也。呃音厄。

上经三条，论诊趺阳、少阴脉法。

师曰：病人脉微而涩者，此为医所病也。大发其汗，又数大下之，其人亡血，病当恶寒，后乃发热，无休止时。夏月盛热，欲著复衣；冬月盛寒，欲裸其身。所以然者，阳微则恶寒，阴弱则发热。此医发其汗，令阳气微；而大下之，令阴气弱。五月之时，阳气在表，胃中虚冷，以阳气内微，不能胜冷，故欲著复衣。十一月之时，阳气在里，胃中烦热，以阴气内弱，不能胜热，故欲裸其身。又阴脉迟涩，故知亡血也。涩，同濇。裸，罗上声。

言微则亡阳，涩则亡血，皆医妄汗下之过也。汗下皆亡津液，故总结之曰：阴脉迟涩，故知亡血。王氏曰：非必遇夏乃寒，遇冬乃热也。但立其例，论其理耳。

寸口脉浮大，而医反下之，此为大逆。浮则无血，大则为寒，寒气相搏，则为肠鸣。医乃不知，而反饮冷水，令汗大出，水得寒气，冷必相搏，其人即饐。

言邪气在表妄下之变也。寸口浮大，而无硬满脏热证，法应发汗。若反下之，则为大逆。既经妄下，则所谓浮者至于内空而无血，所谓大者变为里虚而有寒，虚寒相搏，则肠鸣响。医见脉大，以为有热，而饮以冷水，欲令水寒胜热而作大汗。里先虚寒，又得冷水与之相搏，则冷结上焦，必至咽嗌塞而气不通也。

上经二条，论妄汗下之变。

寸口脉阴阳俱紧者，法当清邪中于上焦，浊邪中于下焦。阴中于邪，必内栗也。表气虚微，里气不守，故使邪中于阴也。阳中于邪，必发热头痛，项强颈挛，腰痛胫酸，所谓阳中雾露之气，故曰清邪中上。中，去声。阳中之中，平声。

言阴寒直中上下，则寸口脉阴阳俱紧也。通气口皆为寸口，又细分之，则关前为阳，关后为阴。紧者寒也。阴阳俱紧，法当雾露中之，清邪自上焦入，雾露中之，浊邪自下焦入。上焦太阳也，下焦少阴也，盖阴阳两感矣。邪中下焦之阴者，则逆冷在里，必内生寒栗。

阴在里，何以得遽中于邪？盖表气虚微，里气不守，故使客邪乘虚而中也。邪中上焦之阳者，外必发热头痛，项强颈挛，腰痛胫酸，尽见太阳诸证。然所谓清邪者，是指阳分中雾露之气洁清上浮者言之，故曰清邪中上也。若阴分之浑浊者，则直中下焦矣。

浊邪中下，阴气为栗，足膝逆冷，便溺妄出。表气微虚，里气微急，三焦相溷①，内外不通。上焦怫郁，脏气相熏，口烂食②断也。中焦不治，胃气上冲，脾气不转，胃中为浊，荣卫不通，血凝不流。溷音混，断音银。

言上下合邪则阴气弥漫，必溷乱中焦而令营卫之气不行也。下焦中邪，阴寒入肾也，故内栗而足膝冷，便溺遗失。河间曰：邪客阴经，气血不能宣通，则痿痹；神无所用，故津液渗入膀胱，旋溺遗失，不能收禁。其人表气微而虚，里气微而急，则内外俱不足，加以二焦之邪横溢，则上者行极而下，下者行极而上，必至三焦溷乱，无所分别，邪气壅塞，而内外之气俱不通也。由是而阴盛逼阳，前之阴寒者，转见热壅上焦，不能布气，脏热相熏，口烂食断，中焦不能化气，胃浊填塞，荣卫不行。荣者水谷之精气，卫者水谷之悍气。水谷不运，则荣卫之气不能流行经隧而通血脉也。阴寒之毒其变如此，惟当四逆辈耳。

若卫气前通者，小便赤黄，与热相搏，因热作使，游于经络，出入脏腑，热气所过，则为痈脓。若阴气前通者，阳气厥微，阴无所使，客气内入，嚏而出之，声嗢③

---

① 溷（hùn 混）：混杂，混乱。
② 食：蚀。
③ 嗢：咽中气息不利，气逆。

咽塞。嚏音帝，喝音屋。

言三焦溷乱，内外不通。若阴阳之气得以前通，则为患犹浅也。《内经》曰：三焦者，决渎之官，水道出焉；膀胱者州都之官，津液藏焉，气化则能出矣。是以小便赤黄，为卫气得前通也。荣，阴也；卫，阳也。《内经》曰：阳在外，阴之使也。卫气前通，与热相搏，为流行之使，则热气所过，血凝内腐，结为痈脓。《内经》曰：荣气不从，逆于肉理，乃生痈脓也。若荣气前通，则以阳气厥微，不能为阴之使，客邪所入，仅能嚏而出之，其声必喝而不出，其咽必塞而不通也。

阳气前通者，通于太阳膀胱经。阴气前通者，通于太阴肺经。

寒厥相逐，为热所拥，血凝自下，状如豚肝。阴阳俱厥，脾气孤弱，五液注下，下焦不盍①，清便下重，令便数难，脐筑湫痛②，命将难全。

上言阳气厥微耳，此言阴寒厥逆为热所拥则协热下血。若厥逆无阳，则下利不止，将有不治之变也。厥者，逆也，阴逆而上，阳不与顺相承接故厥。寒厥相逐，言寒气上逆，与阳相逐也。寒气上逆，而为溷郁之阳热所拥，则血凝自下，状如豚肝。豚肝青紫，阴阳相间之色也。若上焦之阳与下焦之阴二气俱逆，则阴盛无阳，中州之土不能克制阴寒之水，势必五脏之液注下不止。下焦不固，清便后重，冷结关元，脐筑湫痛而死也。盖厥逆下利，多是死证。《要略》曰：六腑气绝于外者手足寒，五脏气绝于内者利下不禁也③。

此为寒气直中三阴之证，与湿痹全不相关。王肯堂以浊邪中下为

---

① 盍：关闭。

② 湫（jiǎo 绞）痛：谓绞痛。

③ 六腑气绝……不禁也：语出《金匮要略·呕吐哕下利病脉证治》。

水湿之气，大谬。

上经四条，论寒邪直中阴阳俱紧之脉。

上四条旧本合为一节。因其义难明，故分释之。

脉阴阳俱紧者，口中气出，唇口干燥，踡卧足冷，鼻中涕出，舌上胎滑，勿妄治也。到七日已来，其人微发热，手足温者，此为欲解；或到八日已上，反大发热者，此为难治。设使恶寒者，必欲呕也；腹内痛者，必欲利也。

言阴阳俱紧之脉有阴阳交郁之势，勿妄治也。阴阳俱紧，表里俱中邪也。乃口中气出，唇口干燥，则为胃中有热。踡卧足冷，鼻中涕出，则为上下焦俱有寒。盖其病不发热，初起皆见里证也。太阳经中"舌上白胎滑者，为丹田有热，胃上有寒"。此舌上胎滑，当是丹田有寒，胃上有热也。寒热交郁，故勿妄治，以偏阴阳之气。至七日来，其人微发热，手足温，则为阴气已退，阳气得复。若到八日上，反大发热，则为阴极变阳，邪气胜正也。设使恶寒者，上焦寒胜，必欲呕也。腹内痛者，下焦寒胜，必欲利也。

发热为热，恶寒腹痛为寒。十三卷《不可下》中有"脉阴阳俱紧"，"伤寒发热，口中勃勃气出"二条，当参看。

脉阴阳俱紧，至于吐利，其脉独不解；紧去人安，此为欲解。若脉迟，至六七日不欲食，此为晚发，水停故也，为未解；食自可者，为欲解。唐不凝曰：入当作人。

此言阴阳俱紧，寒中胃腑者也。脉阴阳俱紧，寒气甚于上下也。上寒则吐，下寒则利。若其脉独见紧急，而无迟缓之意，则病未解，惟紧去入于安和则解也。脉迟，是为紧去，乃六七日不欲食，此为吐利后脾胃大虚，水饮内停，为后来之疾也。若食自可则解矣。

上经二条，论俱紧为寒之脉。

脉浮而数，浮为风，数为虚，风为热，虚为寒，风虚相搏，则洒淅恶寒也。

言风伤卫之脉也。成氏曰：风则伤卫，数则无血。浮数之脉，风邪并于卫，卫胜则荣虚也。卫为阳，风搏于卫，所以为热；荣为阴，荣气虚，所以为寒。风虚相搏，发热恶寒之证俱矣。

古今皆以数为热，此独以数为虚寒，此阴阳相并之至理。医者是以有扶抑之微权，止助阳以散邪也。

诸脉浮数，当发热而洒淅恶寒。若有痛处，饮食如常者，蓄积有脓也。

言蓄积有脓之脉也。成氏曰：浮数之脉，主邪在经，当发热而洒淅恶寒。病人一身尽痛，不欲饮食者，伤寒也。若有痛处，而饮食如常，则非伤寒，是邪气郁结于经络之间，故蓄聚而成痈脓也。

脉浮而滑，浮为阳，滑为实，阳实相搏，其脉数疾，卫气失度。浮滑之脉数疾，发热汗出者，此为不治。

言阳实相搏之脉也。成氏曰：浮为邪气并于卫，而卫气胜；滑为邪气并于荣，而荣气实。阳实相搏，则营卫之行速，而脉疾数。一息六至曰数。平人脉一息四至，卫气行六寸。今一息六至，则卫气行九寸，计过平人之半，是卫气失其常度也。浮滑数疾之脉，发热汗出当解。若不解，是邪实而精脱也。经曰：脉阴阳俱盛，大汗出不解者，死。

《内经》曰："已得汗而脉尚躁盛者，死。"此当为风温脉法。

上经三条，论风热相搏，浮数、浮滑之脉。

脉浮而迟，面热赤而战惕者，六七日当汗出而解，反发热者，差迟。迟为无阳，不能作汗，其身必痒也。

言阳虚不能作汗之脉也。浮则邪在肌表，迟则阳虚。气怫郁而不得越，则面热赤；正与邪争而不得出，则身战惕。至六七日，传经尽，当汗解之时，乃不得汗，反发热者，其差必迟。盖阳虚不能领汗出，其热邪浮于肌皮，必作身痒也。

病六七日，手足三部脉皆至，大烦而口噤不能言，其人躁扰者，必欲解也。

言阳复欲解之脉也。《难经》谓："至脉①自下上，损脉②自上下。"三部脉皆至，正气胜，邪气微也。大烦而口噤躁扰，阳气复，寒气散也。

若脉和，其人大烦，目重睑内际黄者，此为欲解也。
重当作眦。

亦言正复邪退之脉也。大烦则阳胜，目眦睑内际黄，则正复。

上经三条，论风寒欲解之脉。

伤寒，咳逆上气，其脉散者死，谓其形损故也。

言内伤脉法也。成氏曰：《千金》以喘嗽为咳逆。上气者肺病，散大者心脉，是心火刑肺金也。《内经》曰：心之肺，谓之死阴。死阴之属，不过三日死，以形见损伤也。

上经一条，论损伤之脉。

脉浮而洪，身汗如油，喘而不休，水浆不下，体形不仁，乍静乍乱，此为命绝也。

此下皆言绝脉也。火之将灭也必明，人之将绝也脉必浮洪涌盛。成氏曰：脉浮而洪，邪气胜也；身汗如油，喘而不休，正气脱也；四

---

① 至脉：指脉搏至数增多，如数脉、疾脉等。
② 损脉：显示症状难治的衰脉。

时皆以胃气为本，水浆不下，胃气尽也；一身以荣卫为充，形体不仁，荣卫绝也；不仁，谓不知痛痒也；乍静乍乱，神志无主也。

又未知何脏先受其灾，若汗出发润，喘不休者，此为肺先绝也。

肺主气，所以固卫一身。汗出而发润则津脱，喘不休则气脱。

阳反独留，形体如烟熏，直视摇头，此心绝也。

阳反独留，身反热也。形体如烟熏，精华不荣身也。心脉挟咽系，目直视，精不运也。摇头，火上发而浮动也。

唇吻反青，四肢漐习者，此为肝绝也。漐，音蛰。

唇吻者，脾之候。肝色青，肝绝则真色见于所胜之部。四肢者，脾所主。肝主筋，肝绝则筋脉引急，发于所胜之分。漐习者，不时搐搦引缩之状也。

环口黧黑，柔汗发黄者，此为脾绝也。

脾主口唇，绝则精华去，故黧黑。柔汗发黄者，脾绝而津脱，真色见也。柔汗，冷汗也。

溲便遗失，狂言，目反直视，此为肾绝也。

溲便遗失，肾绝不能约制也。肾藏志，狂言者，是失志。肾与膀胱表里，膀胱之脉上注目之命门。肾绝则目系转，目反上而直视也。

又未知何脏阴阳前绝，若阳气前绝，阴气后竭者，其人死，身色必青；阴气前绝，阳气后竭者，其人死，身色必赤，腋下温，心下热也。

阳气前绝，寒病；阴气前绝，热病也。寒热之治苟误，人死尚有征验。吁，可畏也！

上经七条，论五脏绝脉之候。

平脉法第二

后人疑此篇出自叔和，喻氏极诋其伪。今按《脉经》载张仲景论脉，有此一条，则知非叔和自撰也。然前辨脉卷内设为问答之词，皆云答曰，而此皆云师曰，意或仲景得之师授，而不忍没其所传欤。篇中师曰所言，略近肤浅，其余精微奥妙之辞，断非后人所能损益也。

问曰：脉有三部，阴阳相乘，荣卫气血，在人体躬。呼吸出入，上下于中，因息游布，津液流通。随时动作，效象形容：春弦秋浮，冬沉夏洪。察色观脉，大小不同，一时之间，变无经常。尺寸参差，或短或长，上下乖错，或存或亡。病辄改易，进退低昂，心迷意惑，动失纪纲。愿为具陈，令得分明。

师曰：子之所问，道之根源。脉有三部，尺寸及关。荣卫流行，不失衡铨①。肾沉心洪，肺浮肝弦，此自经常，不失铢分。

衡铨，称也。古以四铢为一分，四分为一两。言营卫流行，若衡铨有常度。脉应四时，若铢分之无差忒。

出入升降，漏刻②周旋，水下百刻，一周循环。当复寸口，虚实见焉。

言经脉之行如环无端，终而复始，当于寸口决虚实也。《内经》

---

① 衡铨：衡量轻重的器具。这里指正常的法度。
② 漏刻：古代计算时间的仪器，一昼夜为一百刻，合今二十四小时。

曰：五脏六腑之气皆出于胃，变见于气口①。成氏曰：人身之脉，计长一十六丈二尺，一呼脉行三寸，一吸脉行三寸。一呼一吸为一息，脉行六寸。一日一夜漏水下百刻，人一万三千五百息，脉行八百一十丈五十度周于身。则一刻之中，人一百三十五息，脉行八丈一尺。水下二刻，人二百七十息，脉行一十六丈二尺周于身。其始从中焦注于手太阴寸口，二百七十息，脉行一周身，复还至于寸口，为脉之会，故以诊视虚实焉。

变化相乘，阴阳相干。风则浮虚，寒则牢坚，沉潜水蓄，支饮急弦，动则为痛，数则热烦。

言五行之变化相乘，阴阳之邪相干，其要可知也。风为阳，故脉浮。虚寒为阴，故脉牢紧。沉则水积于下，弦则支饮结于两旁。急弦为饮者，阴寒之气与水饮相结也。阴阳相搏则痛，阳邪胜则热烦。

设有不应，知变所缘。三部不同，病各异端，太过可怪，不及亦然。邪不空见，中必有奸，审查表里，三焦别焉。知其所舍，消息诊看，料度脏腑，独见若神。为子条记，传与贤人。

脉以平和有胃气为无病。太过、不及，皆有邪气相干。当审察在表在里，在上在下，在腑在脏，而消息之。此篇所言，皆平脉之大旨也。

师曰：呼吸者，脉之头也。初持脉，来疾去迟，此出疾入迟，名曰内虚外实也。初持脉，来迟去疾，此出迟入疾，名曰内实外虚也。

此以呼吸往来辨脉虚实，最诊家枢要也。脉随呼吸以往来，故呼

---

① 五脏六腑……气口：语出《素问·五脏别论》。

吸为脉之头。来者为阳，去者为阴，故出以候外，入以候内。疾为有余，有余则实。迟为不足，不足则虚。

上经二条，论诊脉大法。

问曰：上工望而知之，中工问而知之，下工脉而知之，愿闻其说。师曰：病家云，病人苦发热，身体痛。病人自卧，师到诊其脉，沉而迟者，知其差也。何以知之？表有病者，脉当浮大，今脉反沉迟，故知愈也。一本"病家"下有"人请"二字。

望以观之，问以审之，脉以辨之，尽三者相参而得十全也。言发热身痛，则邪当在表。安卧，脉沉迟，则表邪已缓也，亦有邪入阴经者，当知之。

假令病人云腹内卒痛，病人自坐。师到脉之，浮而大者，知其差也。何以知之？若里有病者，脉当沉而细，今脉浮大，故知愈也。

痛甚则不能起坐，浮大则邪已出表。

师曰：病人曰发热烦极。明日师到，病人向壁卧，此热已去也。设令脉不和，处言①已愈。

盖发热烦极，则当不能静卧也。

设令向壁卧，闻师则不惊起而盻视②，盖三言三止，脉之咽唾者，此诈病也。设令脉自和，处言汝病大重，当须服吐下药，针灸数十百处乃愈。

彼以诈病，此以诈治，非良工不能具是智巧。

---

① 处言：断言。
② 盻（xì 戏）视：怒目而视。

师持脉，病人欠者，无病也。脉之呻者，病也。

阳引而上，阴引而下，阴阳相引，则呵欠，非病之所苦也。若呻吟之声，则有所苦矣。

言迟者，风也。摇头言者，里痛也。

风客于中，则经络引急，故舌强言迟。里有病，则痛苦相逼，故摇头而言。

行迟者，表强也。坐而伏者，短气也。

表强，则筋络引急。气不足，故坐而伏。

坐①而下一脚者，腰痛也。里实护腹，如怀卵物者，心痛也。

腰者，身之大关节也。腰痛，则坐不能正，下一脚以缓其痛。心痛，则不能伸仰，护腹以按之。

问曰：人恐怖者，其脉何状？师曰：脉形如循丝累累②然，其面白脱色也。

恐怖，则精气夺。脉如循丝，细弱甚也。累累然，又似有结滞之状也。面白脱色，肾气却而精血不荣于上也。

问曰：人愧者，其脉何类？师曰：脉浮而面色乍白乍赤。

愧，则神气怯弱。脉浮色白，肺气馁也。乍赤，良心见也。

问曰：人不饮，其脉何类？师曰：其脉自涩，唇口干燥也。

人不得饮，故唇口干燥而脉涩。此与上条人愧，非必有是病而治

---

① 坐：指汉代盘腿而坐的一种姿势。
② 累累：细小无力的样子。

之。盖借此教人以为验证之一端也。王宇泰谓此节疑有缺文。

上经十一条，论切脉兼望问之事。

师曰：伏气之病，以意候之。今月之内，欲有伏气。假令旧有伏气，当须脉之。若脉微弱者，当喉中痛似伤，非喉痹也。病人云：实咽中痛。虽尔，今复欲下利。

言伏气之病宜以脉审也。成氏曰：冬时感寒，伏藏于经中不即发者，谓之伏气①。至春分之时，伏寒欲发，故云今月之内，欲有伏气。假令伏气欲发，当须脉之，审在何经。得脉微弱者，知邪在少阴，少阴之脉循喉咙，寒气客之，必发咽痛。肾司开阖，治在下焦，阴邪内甚，则开阖不治，下焦不约，必成下利，故云复欲下利。

伏寒为热者，发为温病，其脉躁疾；伏寒不能为热者，发为喉痹，其脉微弱。

问曰：脉有灾怪，何谓也？师曰：假令人病，脉得太阳，与形证相应，因为作汤，比还送汤，如食顷，病人乃大吐，若下利，腹中痛。师曰：我前来不见此证，今乃变异，是名灾怪。又问曰：何缘作此吐利？答曰：或有旧时服药，今乃发作，故名灾怪耳。

成氏曰：医以脉证与药相对，而反变异为其灾可怪，故名灾怪。

上经二条，论旧时伏气之病，及前时服药之灾。

问曰：经说脉有三菽、六菽重者，何谓也？师曰：脉者人以指按之，如三菽之重者，肺气也；如六菽之重者，心气也；如九菽之重者，脾气也；如十二菽之重者，肝气

---

① 冬时感寒……伏气：语见成无己《注解伤寒论·平脉法》。

也；按之至骨者，肾气也。

　　言《难经》三菽六菽之说，盖言下指轻重以候五脏气也。菽，豆也。下指如三菽之重，与皮毛相得也，肺主皮毛。如六菽之重，与血脉相得也，心主血脉。如九菽之重，与肌肉相得也，脾主肌肉。如十二菽重，与筋相得也，肝主筋。肾则按之至骨，举指来疾也，肾主骨。

　　心肺居上，脾居中，肾肝居下，故以浮沉候之。然《难经》又谓：寸以候胸上至头之疾，关以候膈下至脐之疾，尺以候脐下至足之疾①。即《内经》"上竟上，下竟下②"旨也。

　　师曰：脉，肥人责③浮，瘦人责沉。肥人当沉，今反浮，瘦人当浮，今反沉，故责之。

　　肌肤，厚薄之别也。责，谓求其病。

　　假令下利，寸口、关上、尺中悉不见脉，然尺中时一小见，脉再举头者，肾气也。若见损脉④来至，为难治。

　　寸口、关上、尺中悉不见脉，下利而胃气虚冷，欲脱也。尺中时一小见，脉再举头，肾中之真阳未绝也。《难经》以损为阳气下脱之脉，故曰：损脉从上下，经亦以慄卑⑤相搏为损也。

　　师曰：寸脉下不至关，为阳绝；尺脉上不至关，为阴绝。此皆不治，决死也。若计其气余命死生之期，期以月节克之也。

---

　　① 寸以候……之疾：语出《难经·十八难》。
　　② 上竟上下竟下：语见《素问·脉要精微论》。
　　③ 责：指摘过失。
　　④ 损脉：一呼一至，一吸一至，名为损。
　　⑤ 慄（dié 蝶）卑：怯弱。

阳生于寸，阴生于尺，绝则气不能至关。春夏秋冬之月，各有旺时，木火金水之气，各有胜节。乘旺则生，乘克则死也。

师曰：脉病人不病，名曰行尸①。以无王气，卒眩仆不省人者，短命则死。人病脉不病，名曰内虚。以无谷神，虽困无苦。

言脉为人之根本也。《内经》曰：形气有余，脉气不足，死。脉气有余，形气不足，生②。

上经五条，论浮沉上下及诊治死生之法。

问曰，脉有相乘，有纵有横，有逆有顺，何谓也？师曰：水行乘火，金行乘木，名曰纵；火行乘水，木行乘金，名曰横；水行乘金，火行乘木，名曰逆；金行乘水，木行乘火，名曰顺也。

非其时而得之，则为相乘。纵横为患，最重顺逆，犹无大害也。成氏曰：纵者，言直纵其气，乘其所胜也。横者，言其气强横，反乘所不胜也。子行乘母，其气逆也。母行乘子，其气顺也。不调即谓之四塞。

问曰：脉有残贼，何谓也？师曰：脉有弦、紧、浮、滑、沉、涩，此六者名曰残贼，能为诸脉作病也。

贼，谓伤害四时正气也。浮、滑伤阴，弦、紧、沉、涩伤阳。

问曰：东方肝脉，其形何似？师曰：肝者，木也，名厥阴，其脉微弦，濡弱而长，是肝脉也。肝病自得濡弱

---

① 行尸：谓一种有呼吸而脉动失常的假死症。《医宗金鉴》："形如不病，人有气而脉动失常，名曰行尸。"

② 形气有余……不足生：语出《素问·方盛衰论》。

者，愈也。

言四时脉气也。肝为春木，物气条达，故脉略如弦，濡弱中有直长之象。肝病脉弦，得濡弱为易愈也。

假令得纯弦脉者，死。何以知之？以其脉如弦直，是肝脏伤，故知死也。

纯弦，则急劲而无胃气，肝脏之真脉见矣。《内经》曰：死肝脉来，急劲如新张弓弦①。

南方心脉，其形何似？师曰：心者，火也，名少阴，其脉洪大而长，是心脉也。心病自得洪大者，愈也。

心为夏火，其气盛大，故洪大而长为心脉。若心病得微小，则病之难愈者也。

洪大以长，心火不疑于过盛乎？曰：夏得洪大脉是其本位，不疑于过也。然亦须滑如连珠，如循琅玕。《内经》曰：死心脉来，前曲后倨，如操带钩②。

假令来微去大，故名反，病在里也。脉来头小本大者，故名覆，病在表也。上微头小者，则汗出。下微本大者，则为关格不通，不得尿。头无汗者，可治，有汗者死。

来去即上下之义。自尺部上于寸口为来，气之升也。自寸口下于尺部为去，气之降也。心火上炎，故以来盛去衰为平。若来微去大则反矣。《内经》曰：心脉来不盛，去反盛，此谓不及，病在中③。盖

---

① 死肝脉来……弓弦：语见《素问·平人气象论》。
② 死心脉来……带钩：语见《素问·平人气象论》。
③ 心脉来……病在中：语见《素问·玉机真脏论》

阳反在下，而里气不足上升也。若脉来之形前小后大，则为阳覆于下，盖阴反在上，而表阳不足外发也。故上既微矣，又见头小，则阳虚于外而汗出。若下既微矣，本反见大，则为阳关于下，格阴不通而不小便。若头无汗，是阴犹不上脱也。若有汗，则阳关于下，阴绝于上，不可治矣。

按心与小肠为表里，关格是心气不治，热闷于下，阴气不得前通，阳气不得上通之证。阴阳离决候，最危恶者也。然关格之义，自与《内经》《难经》不同。《内经》以人迎、气口言之。人迎在头，系阳明表脉，故人迎倍大者曰格阳，谓阳盛则格拒，而阴不得通也。寸口在手，系太阴里脉，故寸口倍盛者曰关阴，谓阴盛则关闭，而阳不得通也。格阳、关阴为阴阳睽绝不相荣养之候。《难经》以尺寸言之。《三难》曰：关以前者，阳之动也，脉当见九分而浮，遂上鱼①为溢，为外关内格，此阴乘之脉也。关以后者阴之动也，脉当见一寸而沉，遂入尺②为覆，为内关外格，此阳乘之脉也。此真脏之脉，人不病而死。是《内经》以阴不得荣阳，为格阳。《难经》则以阴乘阳，为外关内格。《内经》以阳不得荣阴，为关阴。《难经》则以阳乘阴，为内关外格也。仲景曰：下微本大者，则为关格不通，不得尿。又曰：趺阳脉伏而涩，伏则吐逆，水谷不化；涩则食不得入，名曰关格。又曰：脉浮而大在尺为关，在寸为格。关则不得小便，格则吐逆。是《内》《难》以关格为脉体，仲景则以关格为病名也。丹溪又特立关格一门，曰此证多死。寒在上，热在下，两寸俱盛四倍以上，岂寒在上热在下乎？《内经》所谓关格乃精气羸败之候，其人必死。后人所谓关格，乃吐逆癃闭之候，未必即死，恐必如仲景所谓不得

① 鱼：谓鱼际。
② 尺：谓尺肤。

尿、头有汗，阴阳离决，精气乃绝耳。

西方肺脉，其形何似？师曰：肺者，金也，名太阴，其脉毛浮也。肺病自得此脉，若得缓迟者，皆愈；若得数者，则剧。何以知之？数者，南方火，火克西方金，法当痈肿，为难治也。

秋气轻虚，故脉来如毛之浮，谓如毛之轻浮欲下，非真浮也。若秋冬而脉浮大，则反四时矣。得缓迟为土能生金，得数为金受火克也，故为痈肿。

问曰：二月得毛浮脉，何以处言至秋当死？师曰：二月之时，脉当濡弱，反得毛浮者，故知至秋死。二月肝用事，肝脉属木，脉应濡弱，反得毛浮者，是肺脉也。肺属金，金来克木，故知至秋死。他皆仿此。

二月之时，金来乘木，至秋金旺，则肝气绝矣，故死。所谓脉反四时者，不治也。他皆仿此，谓冬沉仿此。五脏死生之期，皆仿此也。圣人论事，皆欲人举一反三耳。春得秋脉，本脏之气先泄，亦有过尽之虞。

愚前时《医解》曰：春弦夏钩，秋毛冬石，四时脉象也。后人以其意象难于体会，故径直其词曰：春弦夏洪，秋浮冬沉。今试详求义。春为木令，物气条达，故肝脉应之，亦如弦之直长。然弦有紧急之意焉，所以如弦者，以物气当此尚敛，而未尽舒也。夏为火令，物气盛长，故心脉应之，亦如钩之滑大，钩象曲起而滑大，则亦合滑大言之，而钩象可意会也。《十五难》曰：垂枝布叶。盖言物气之茂耳，非钩象也。秋为金令，天气轻清，故肺脉应之，亦如毛之轻浮，谓如毛之轻浮欲下也。肺脉所以轻浮者，以肺脏高，此时阳气尚在皮毛也。冬为水令，万物收藏，故肾脉应之，亦如石之沉实，与骨相得之脉如是也。

上经八条，论脉以应四时为无病。

问曰：翕奄沉，名曰滑，何谓也？师曰：沉为纯阴，翕为正阳，阴阳和合，故令脉滑，关尺自平。阳明脉微沉，食饮自可。少阴脉微滑，滑者，紧之浮名也，此为阴实，其人必股内汗出，阴下湿也。

论滑脉之象也。翕，合也；奄，忽也。言忽然而浮合于阳，忽然而沉入于阴，正以写往来流利如珠转旋之状也。故谓阴阳和合为滑，当其人关尺自平，则身部当无病。验之足脉，阳明脉略沉，湿气下注也，故食欲自可。少阴脉略滑，湿气上蒸也，故脉于紧中兼有浮象。此为阴邪内实，故有股内汗出、阴下湿之证。然非诊趺阳、太溪，何从知之？自关尺自平，当另为一节，盖教人验滑脉于足部也。

问曰：曾为人所难①，紧脉从何而来？师曰：假令亡汗，若吐，以肺里寒，故令脉紧也。假令咳者，坐②饮冷水，故令脉紧也。假令下利，以胃中虚冷，故令脉紧也。

言紧脉之病也。寒伤于表，其脉紧急固无可疑矣。有表证已解乃见紧脉，则病后诸证入里所致也。《要略》曰：寒令脉紧③。经曰：诸紧为寒④。

上经二条，论滑紧之脉。

---

① 难：问难。
② 坐：由于，表原因。
③ 寒令脉紧：语见《金匮要略·脏腑经络先后病脉证》。
④ 诸紧为寒：语见《伤寒论·平脉法》。

寸口卫气盛，名曰高①。荣气盛，名曰章②。高章相搏，名曰纲③。

荣行脉中，卫行脉外，是荣卫者一身之气血所流行出入也，故当于寸口察虚实焉。卫为阳，阳浮于上，浮而有力，其脉为高，言卫气高亢也。荣为阴，阴血充足，按之有力，其脉为章，言荣气章著也。高章相搏则谓之纲，纲如纲目之纲，纲大目小，言其气力粗大也。

卫气弱，名曰惵。荣气弱，名曰卑。惵卑相搏，名曰损。

惵者，急怯之貌。卑者，不能自振之貌。荣卫俱弱，一身之气血俱损矣。

卫气和，名曰缓。荣气和，名曰迟。迟缓相搏，名曰强。

缓则阳气和，迟则阴气和。阴阳相和，则荣卫之气行而不息，故谓之强也。《易》曰：天行健，君子以自强不息。唐氏曰：高章失之盛，惵卑失之弱，惟荣卫和平，斯脉法迟缓。

寸口脉缓而迟，缓则阳气长，其色鲜，其颜光，其声商，毛发长；迟则阴气盛，骨髓生，血充满，肌肉紧薄鲜硬。阴阳相抱，荣卫俱行，刚柔相搏，名曰强也。

因上文迟缓相搏曰强，而言荣卫和平之应也。缓则阳和而长于外，故颜色鲜光，声音洪亮，毛发修长。迟则阴和而盛于内，故骨髓丰填，血脉充满，肌肉实坚。肠胃和适，薄鲜硬，言便无宿结也。此

① 高：高大，强盛。
② 章：同"彰"，即彰著，有余。
③ 纲：粗大，醒目。

其人阴阳相抱而不离，荣卫俱行而不阻，刚柔相搏而不偏，虽欲不谓之强，其可得乎？

上经四条，论荣卫有余、不足及荣卫和平脉法。

寸口脉浮而大，浮为虚，大为实。在尺为关，在寸为格，关则不得小便，格则吐逆。

言关格之脉也。浮大之脉为阳，阴气不足故浮，阳气内实故大。见于寸者，阳气偏盛，阴不得和之也，故为阳气格拒而主吐逆。见于尺者，阴血不足，阳往乘之也，故为阳气关闭，不得小便。

脉浮而大，浮为风虚，大为气强，风气相搏，必成瘾疹，身体为痒。痒者，名泄风，久久为痂癞。

上言浮大为关格之证，此言浮大为风气相搏者也。风者，天地之贼；邪气者，雾露不正之气。风气相搏，则为隐疹风痒，久则成痂癞矣。谓之泄风者，表气不固，而为邪风所乘也。《内经》曰：脉风成疠是已①。

寸口脉弱而迟，弱者卫气微，迟者荣中寒。荣为血，血寒则发热。卫为气，气微者心内饥，饥而虚满，不能食也。

言迟弱之脉为血虚饥不能食之证也。荣寒不足，则虚而生热；卫气微弱，则饥而不能食。故脉迟弱，为阴虚而阳不足也。

寸口脉弱而缓，弱者阳气不足，缓者胃气有余，噫而吞酸，食卒不下，气填于膈上也。

言缓弱之脉为噫气吞酸，食卒不下，气填膈上之证也。卫气不足，则不能运化水谷；胃邪有余，则中焦之痰热填塞。故为噫气吞

---

① 脉风成疠是已：语见《素问·脉要精微论》。

酸，食不下，气填膈上也。缓为阳有余，迟为阳不足，缓迟之别，毫厘千里，而世人且以迟为缓，不亦妄乎？

寸口脉微而涩，微者卫气不行，涩者荣气不逮，荣卫不能相将①，三焦无所仰，身体痹不仁。荣气不足，则烦痛口难言。卫气虚者，则恶寒数欠。三焦不归其部，上焦不归者，噫而酢吞；中焦不归者，不能消谷引食；下焦不归者，则遗溲。

言微涩之脉为荣卫不足，身体顽痹，三焦不能归气之病也。荣气出于中焦，卫气出于下焦，荣卫流行，一身之上中下所依仰也。故荣不能将血，卫不能将气，则三焦无所仰承，身体为之顽痹不仁。《内经》曰：荣气虚则不仁②。《针经》曰：卫气不行，则不仁也③。荣为血，血不足则内烦而身痛。荣属心，心血虚则口暗而难言。卫为阳，阳微则恶寒。卫为气，气虚则数欠。荣卫不足，则三焦之气不能各归其部。上焦不能布气，则噫而酢吞。酢吞，谓吞酸也。中焦之气不运，则不能消谷引食。下焦不能固气，则小便遗失。总以脉微涩故也。

寸口脉微而涩，微者卫气衰，涩者荣气不足。卫气衰，面色黄；荣气不足，面色青。荣为根，卫为叶，荣卫俱微，则根叶枯槁而寒栗、咳逆、唾腥、吐涎沫也。

言微涩之脉为色不荣面、寒栗、咳逆、唾腥、吐涎沫之证也。卫气衰，则阳不能温胃，而脾土之色见于面。荣气不足则血不荣面，而

---

① 相将：相扶持，相协调。
② 荣气虚则不仁：语见《素问·逆调论》。
③ 卫气不行……仁也：语见《素问·逆调论》。

肝木之色见于面。卫虚则外寒而栗，荣虚则内热而咳逆。荣虚则以咳伤肺而唾腥，卫虚则以寒入于脾而吐涎沫，亦以寸口微涩故也。均是脉微而涩，故均是荣卫不足，但上文为伤其六腑之病，此为损其五脏之病，而今人乃偏谓虚损不可补益，将毋不足者不可补益，而有余者反可补益乎？噫！此盖隐怪①之学也。

寸口脉微而缓，微者卫气疏，疏则其肤空；缓者胃气实，实则谷消而水化也。谷入于胃，脉道乃行，水入于经，其血乃成。荣盛则其肤必疏，三焦绝经，名曰血崩。

言微缓之脉为血崩之病也。卫气者，所以温分肉，充皮毛，肥腠理者也。卫微则气疏而不能固密肌肤。经曰：缓者，胃气有余②。有余为实，实为谷消水化而胃病。经曰：食入于胃，淫精于脉③。是水谷之气入胃，脉道乃行，而入于经隧以成血也。盖营血之在经也，必以阳气为固卫。三焦者，阳气之道路。今荣气偏盛，则阳并入脉中，而不卫外矣，故其肤必疏，而三焦之行失其常，经血以无所统摄而下崩也。曰实曰盛，皆病也。

血崩之证为卫弱营盛，法当扶阳而抑阴。然不可峻补其阳，恐药之热气胜而反助其阴盛也；亦不可直抑其阴，恐药之寒气胜而又益其阳虚也。

寸口脉微，尺脉紧，其人虚损多汗，知阴常在，绝不见阳也。

① 隐怪：索隐行怪。谓探索隐晦之事而行怪僻诡异之道。《汉书·艺文志》："孔子曰：'索隐行怪，后世有述焉，吾不为之矣。'颜师古注：'《礼记》载孔子之尝索隐，求索隐暗之事，而行怪迂之道。'"
② 缓者胃气有余：语见《伤寒论·平脉法》。
③ 食入于胃……于脉：语见《素问·经脉别论》。

言寸微尺紧为虚损多汗之证也。寸微弱为亡阳，尺紧疾为阴胜，阴争于内，阳绝于外，故为虚损多汗。

寸口诸微亡阳，诸濡亡血，诸弱发热，诸紧为寒。诸乘寒者，则为厥，郁冒不仁，以胃无谷气，脾涩不通，口急不能言，战而栗也。

此总括寸口诸脉大要也。微为卫气微；濡为荣气弱；弱为虚，虚则发热；紧为阴胜，故为寒。诸乘寒者，则以阳极虚，而阴寒直乘之也，故为厥逆。其所以昏冒不知人，强直而无觉者，则以胃无谷气，脾不流通，故使口噤不能言，外战内栗而厥也。

上经九条，论寸口诸脉所主之病。

少阴脉弱而涩，弱者微烦，涩者厥逆。

言肾脉微涩之病也。少阴肾动脉也，在足内踝后跟骨上。弱者，肾中之阳不足也。阴虚则热而烦，阳弱则不能大烦，故但微烦也。涩者，肾中之阴不足也。阴虚故寒加之，阳弱不能顺接，故手足厥逆也。

少阴脉不至，肾气微，少精血，奔气逼促，上入胸膈，宗气反聚，血结心下，阳气退下，热归阴股，与阴相动，令身不仁，此为尸厥^①，当刺期门、巨阙。

言少阴脉不至为尸厥至病也。足少阴动脉不至，则为肾气衰微。阴火上逆，精血奔逼，上填胸膈，令宗气反聚，血结心下。宗气者，积于胸中，出于喉咙，以贯心脉而行呼吸者也。今宗气不布，血结心下，则呼吸不通，心神为至昏塞也。盖上焦之气血既结聚不通，则厥

---

① 尸厥：古病名，厥证之一。出自《素问·缪刺论》，指突然昏倒，不省人事，状如昏死的恶候。

逆之阳必退而居下，故热归阴股，与阴相搏，令身脉皆动，而形体无知，名曰尸厥。《内经》曰：厥气上行，满脉去形①。此当刺期门以通结血，刺巨阙以通宗气。期门，肝之募，在两乳下。巨阙，心之募，在心鸠尾下。募者，脏气结聚之所也。

上文脉涩、厥逆当为寒厥，此少阴脉不至曰尸厥，当为热厥，故厥逆证当诊少阴。

上经二条，论少阴脉所主之病。

趺阳脉滑而紧，滑者胃气实，紧者脾气强。持实击强，痛还自伤，以手把刃，坐作疮也。

此下皆言趺阳胃脉也。趺阳以候脾胃，滑为阳，滑则胃气实；紧为阴，紧则脾气强。医乃不知而反实之，此如持实掣强其痛也，还至自伤，又如以手把刃，未有不作疮者，甚言实实之不可也。

趺阳脉伏而涩，伏则吐逆，水谷不化，涩则食不得入，名曰关格。

言趺阳伏涩为关格之病也。伏则胃不宣通，涩则脾不运布，故为是邪气关格之病。

按前言寸口脉浮大曰关格者，是阳气关格之病。此趺阳脉浮涩亦曰关格者，是阴邪关格之病。故前文曰关则不得小便，格则吐逆，而此无不得小便之文也。有吐逆，大小便不通，而脉伏者，则阳热入里深也。

趺阳脉大而紧者，当即下利，为难治。

言趺阳紧大为下利之证也。大为邪实，紧为寒，寒邪入于脾胃，当即下利，下利则脉当微小，反紧大者，邪胜也，故为难治。

---

① 厥气……去形：语出《素问·阴阳应象大论》。

趺阳脉紧而浮，浮为气，紧为寒；浮为腹满，紧为绞痛；浮紧相搏，肠鸣而转，转则气动，膈气乃下，少阴脉不出，其阴肿大而虚也。

言趺阳紧浮为腹满绞痛证也。成氏曰：浮为胃气虚，紧为脾中寒，胃虚则满，脾寒则痛，虚寒相搏，肠鸣而转，转则膈中之气因而下泄也。若少阴脉不出，则虚寒之气结于下焦，而聚于阴器，不得发泄，使阴肿大而虚浮也。

趺阳脉沉而数，沉为实，数消谷，紧者病难治。

言趺阳沉数为消谷之病也。沉为实，沉主里也。数消谷，数为热也。紧盛为邪胜，故难治。

趺阳脉浮而芤，浮者卫气衰，芤者荣气伤，其身体瘦，肌肉甲错。浮芤相搏，宗气衰微，四属断绝。

言趺阳浮芤为肌肤不濡，四属失养之证也。体瘦则卫衰，而肌肉消。甲错则荣伤，而肌肉不濡。盖荣卫俱衰伤，则上焦之宗气亦不运，四支之属于脾胃土者，失所滋养而无力如断绝也。

趺阳脉微而紧，紧则为寒，微则为虚，微紧相搏，则为短气。

言趺阳脉微而紧，则中气虚寒，为短气之证也。

趺阳脉不出，脾不上下①，身冷肤硬。

言趺阳脉不出，为身冷肤硬之证也。脾胃者，荣卫之根。趺阳脉不出，则脾气不行，而荣卫之气不得通荣于外。身冷者，卫气不温也。肤硬者，荣血不濡也。

上经八条，论趺阳脉主病。

---

① 脾不上下：谓脾气衰败，不能消化水谷，升清降浊。

脾胃者，人身之根本，荣卫之所从出也，故仲景于趺阳致详焉。肾气者，人身立命之原也，故仲景于少阴之太谿留意焉。何今人绝不谈及此也！

问曰：濡弱何以反适十一头？师曰：五脏六腑相乘，故令十一。

此总揭脉之大要，言脉得濡弱则可以和适五脏六腑也。经曰：呼吸者，脉之头。濡弱者，软和以滑，《内经》谓之有胃气是也。五脏六腑之邪不能不相乘，如金邪乘木，水邪乘火之类。惟诸相乘中有软和以滑之意，则为易愈，故濡弱可以和适十一脏脉气也。

问曰：何以知乘腑？何以知乘脏？师曰：诸阳浮数为乘腑，诸阴迟涩为乘脏。

诸阳邪乘腑，诸阴邪乘脏，然总以濡弱为脏腑之所不厌也。

上经二条，论濡弱为脉法之要领。

太阳辨证第三

凡风寒暑湿燥热之伤，莫不始于太阳。故善治病者，治太阳而已，无余事矣。然辨证不明，必且以风为寒，以寒为热，以至风寒暑湿燥热辗转错谬，而其后遂莫之救也。故仲景《伤寒论》不独伤寒病有证有方有法，凡四气之所伤，如风病、温热病、痉湿暍病，莫不有证，莫不有方，莫不有法焉。以其皆始于太阳，故论之详，而辨之审也。日月之光华，千古炳朗①，盲者自不之见，故世谓仲景书止可以治寒病耳。

太阳之为病，脉浮，头项强痛②而恶寒。恶，去声。

总论太阳脉证也。太阳主表，故脉浮。太阳之脉经头项，循腰脊，故风寒入之则强痛。邪在表，故外恶寒。

太阳病，发热，汗出，恶风，脉缓者，名为中风。中，去声。

此辨中风脉证也。均是脉浮、头痛为太阳病矣，而有有汗无汗之不同，故别之曰有汗为中风。盖风伤阳邪，故乘阴而汗出。风性温暖，故脉缓而不紧。缓即紧之反也，风即春时之气也。凡八风之邪，皆足伤人，而尤盛于春令。曰中者，言其卒不及避也。凡阳邪之感，自与阴寒不同，故首辨之。

太阳病，或已发热，或未发热，必恶寒，体痛，呕

---

① 炳朗：光辉照耀。
② 头项强（jiàng 降）痛：头痛项强。项强，指项部拘急牵引不舒。强，强硬不柔和。

逆，脉阴阳俱紧者，名曰伤寒。

此辨伤寒脉证也。发热，邪在表也。恶寒、体痛，伤于寒也。呕逆，寒在膈上也，膈上为表证。脉紧者，寒性急切也。凡伤于冬时严冷之气，必具此五者，故以为伤寒总证。或未发热者，寒邪初入，尚未郁而为热也，久之则热矣。若中风，则无不发热也。

太阳病，发热而渴，不恶寒者，为温病。

此辨温病脉证也。发热者，邪当在表。然初热而即渴，则热在少阴之里矣。热在骨髓，故不恶寒。此为冬伤于寒，遇春气温热而发之病，即所谓热病也。《内经》曰：冬伤于寒，春必病温①。又曰：藏于精者，春不病温②。

若发汗已，身灼热者，名曰风温。风温为病，脉阴阳俱浮，自汗出，身重，多眠睡，鼻息必鼾，语言难出。若被下者，小便不利，直视失溲；若被火③者，微发黄色，剧则如惊痫，时瘛疭④，若火熏之。一逆尚引日，再逆促命期。 鼾，音翰。痫，音间。瘛，音炽；疭，音纵。

辨风温脉证也。既有温病之名矣，而复有所谓风温者，有冬时之伏寒，更中于春时之风而发也。温病发于冬时伏寒，常自无汗；温而加之风，则常自汗。然发汗已，身当凉和，乃发汗已，尤热如火烙，是精津不足以胜邪热。《内经》所谓"邪胜而精无俾也⑤"。则治此

---

① 冬伤于寒……病温：语见《素问·生气通天论》。
② 藏于精者……病温：语见《素问·金匮真言论》。
③ 被火：被误用火法治疗。火，指灸、熏、熨、温针等治法。
④ 时瘛疭（chìzòng 赤纵）：谓阵发性四肢抽搐。瘛，指收缩。疭，指舒伸。
⑤ 邪胜而精无俾也：语见《素问·评热病论》。

者，贵审其初证，不当误用汗法更竭精津可知矣。盖风则邪自太阳入之于内，温则邪自少阴出之于外。中风之脉，阳浮而阴弱；风温之脉，则阴阳俱浮。肾居下，脉本沉也，温气内出则与风俱浮，《内经》所谓"汗出则复热，病名阴阳交也①"。阴阳交者，谓阴热外出而交之阳，阳热内入而交之阴也。脉浮自汗，太阳中风证也。身重多眠，则全显少阴热在骨，故身重。热入阴分，故神昏而多眠睡。息必鼾者，热壅于肺。语言难出者，热壅于心肾脉，上连心肺也。误下则小便不利，直视失溲者，伤其膀胱之气化也。肾与膀胱表里，太阳之脉上络目，凡肾病证必见于膀胱，经谓直视、失溲为肾绝也。误火则如惊痫，时瘈疭者，热入心而神乱，热入肝而筋瞤动也。火势微，则入脾而见黄色，剧则入心而如火熏之黄黑。经谓四肢漐习为肝绝，柔汗发黄为脾绝，体如烟熏为心绝，病而危恶之候，五脏具见。《内经》所谓"阴阳皆受病，荣卫不行，脏腑不通而死也②"。总之，温为冬不藏精之病，加以风热内扰，有风火交炽，阴精顷刻消亡之象。故汗之、下之、火之，皆云逆治，惟审其初证，便当凉解耳。

中风与伤寒有别，风寒病与温热病有别，伤寒传里之热与温病内出之热有别，温病内出之热与风温内外相交之热又有别。仲景言之，皎如日星，何今人乃谓《伤寒论》止为即病之伤寒设也？

温病热自内出，发热而渴，不恶寒。风温内外热交，则加之自汗、身重、多眠诸证。此有轻重死生之分，医者当以有汗无汗为辨别之大要，亦即以可汗不可汗为救治之微。《灵》《素》、仲景先后合符，举世朦昧，识其微妙之言者鲜矣。《评热论》曰：有病温者，汗出辄复热，而脉躁疾，不为汗衰，狂言不能食，病名阴阳交，交者死。所

---

① 汗出则复热……交也：语见《素问·评热病论》。
② 阴阳皆受病……死也：语见《素问·热论》。

谓交者，似《热论》两感之义，而微有不同，两感是内外俱受病，阴阳交是内病出交之外，外病入交之内。《刺热论》曰：太阳之脉，色荣颧骨，热病也。荣未交曰：今且得汗，待时而已，与厥阴脉争见者，死期不过三日。少阳之脉，色荣颊前，热病也。营未交曰：今且得汗，待时而已，与少阴脉争见者，死期不过三日。盖太阳之经脉起目内眦，少阳之经脉下颊车。故热病在太阳之经，必有赤色先荣颧骨，在少阳之经，必有赤色先荣颊前，此温热之自内见外者也，故犹可汗而已。若卫外风邪复交营分，则与阴经争见，热始弥漫不可解矣。三日而死者，三日之后，营卫不行，脏腑不通也。所以不属表里正配者，以热病发于春温之时，风火交炽，必显少阳、厥阴之邪；而热病本于冬不藏精，肾水枯涸，必见太阳、少阴之证。故脏腑热交，与伤寒传里为热者不同。若太阳与少阴俱病，少阳与厥阴俱病，则是伤寒两感而无关于风火之邪。所以阳明不曰与太阴交，即使热交阳明、太阴，自可下之而已，不得曰与之争热而死也。

晋唐以还，名贤辈出，纷纷论议，似犹未识温与风温为何病。汪机谓：春温之证有三。吴缓谓：风温为伤寒坏证。云岐子谓：汗下不愈，而过经为温病。温病之脉，行在诸经，不知何经之动。皆叔和"更感异气变为他病，当依坏证而治"之语为作俑也。夫误治不愈之病，坏病也。温病、风温当春令而发，岂是坏病？若必待过经不愈，始辨其为温病，则病温者万无一生矣。且《内经》所谓温病即是热病，以身热言，则谓之热，以时令言，则谓之温。故曰：凡病伤寒而成热者，先夏至为病温，后夏至为病暑。叔和不曰风温重于温病，而曰暑病者热极重于温，又曰五六月为寒所折，病热则重，恐暑月所发之热，未必重于春时所发之热，而暑月所冒之寒，更未必重于春时所发之热也。

奉议曰：夏至以前发热，恶寒，头痛，体痛，脉浮紧，温病也。则是误以夏至前之伤寒为温病。东垣曰：冬伤于寒，冬行秋令也，不寒而温，火胜水亏，寒水之令复行于春，时强木长，故为温病。则是误以冬伤于温，至春复寒为温病。奉议谓：风温治在少阳、厥阴，不可发汗。此语洵足翼经，而所制风温六方，节庵宗之，然惟栝蒌根汤允当耳。葳蕤知母诸汤用葳蕤、知母、石膏、白薇善矣，不知何故尤用麻黄、羌活发汗药，又不知何故全用白芷、升麻阳明药，又不知何故杂用木香、南星辛燥药，岂其欲以风温与温病、温疫、冬温数者同治欤？若防己汤之用防己、白术，无乃误以风温为湿温欤？海藏谓：葳蕤汤有麻黄不可用，宜白术汤。白术汤果可治风温欤？河间以寒药治热病，为得《内经》"饮之寒水乃刺之，必寒衣之，居止寒处，身寒而止"之义，而温病、风温漫无分别，且欲以三十方尽伤寒之变证，以一下尽治热之大法，则亦未免粗疏也。安常和解，因时于夏至前后，一以和解为主，颇得治在少阳、厥阴之旨。盖亦有见于风温之难治，而迁延以需变也，而顷刻危亡者，则有所不救矣。然则，风温遂不可治乎？曰：贵辨之早耳。治不可逆，逆则坏，坏则不可救矣。《刺热论》曰：病虽未发，见赤色者，刺之名曰治未病。又曰：热甚为四十九刺。仲景之青龙、白虎神矣，妙矣。得此意而推而广之，可以应用于无穷矣。盖温病宜于发散中重加清凉，风温不可于清凉中重加发散也。因论温者漫无成见，故不惜尽揭先圣之秘密，为学者正告云。

上经五条，论太阳中风、伤寒、温热病之辨。

病有发热恶寒者，发于阳也；无热恶寒者，发于阴也。发于阳者，七日愈；发于阴者，六日愈。以阳数七，阴数六也。

此辨太阳病有发热，有不发热之故也。风，阳也；卫，亦阳也。寒，阴也；荣，亦阴也。恶寒均为表证，而风入卫，则邪发于阳而为热；寒入荣，则邪发于阴，而不即热。阳行速，故常过经而迟愈一日。阴行迟，故常循经而早愈一日。观此，而风寒之辨了然矣。

病人身大热，反欲得近衣者，热在皮肤，寒在骨髓也。病人身大寒，反不欲近衣者，寒在皮肤，热在骨髓也。

此辨太阳病有恶寒，有不恶寒之故也。风，寒病，热在皮肤，故身虽热而恶寒。温，热病，热在骨髓，故身虽寒而不恶寒。观此，而风寒病之热与温热病之热又了然矣。

皮肤，是表邪之肤浅者。骨髓，是表邪之沉深者。盖皮毛、肌肉、筋骨，总之为脏腑之外部也。

上经二条，论太阳证阴阳寒热之辨。

伤寒一日，太阳受之，脉若静者，为不传；颇欲吐，若躁烦，脉紧数急者，为传也。数音朔。

伤寒二三日，阳明、少阳证不见者，为不传也。

明病始太阳，有传经，有不传经之辨也。脉数则邪炽，故传。寒则欲呕，热则躁烦也。观此，而经之传、不传又了然矣。

伤寒一二日，太阳；二三日，阳明；三四日，少阳；四五日，太阴；五六日，少阴；七日，厥阴。此第言其常耳，其中变证不一，有专经不传者，有越经传者，有传一二经而即止者，有发于阳即传入少阴者，有不发于阳即直中三阴者，有邪入面腹即径犯阳明者，有邪入肝胆即偏犯少阳者，有足经冤热而传手经者，有误服药而致传变者。大抵热邪乘虚之经即传，经实即不受邪而不传也。邪在阳经则易治，邪在阴经则难治也。自表而传之里则难治，自里而复传之表则愈机也。然大抵阳邪胜则传，阴邪胜多不传也。故经谓：太阳之邪，脉静为不传，脉数急为欲传。

足经，自足上行胸腹头背，主一身之大纲，故寒邪入之，即见于其经。若手经，第行于手耳，不足主一身之大纲也。逮邪既入足经，则必传播而入手经矣。故感风寒之重者，其头项痛，肩臂肘节亦痛也，故圣人亦止言足而不言手。谓言足可该手，而言手不可该足也，非不传手也，夫五脏六腑十二经气相轮也，络相通也，岂有传足而不传手者哉？亦岂有伤足而不伤手者哉？虞天民谓：热先手，寒先足。义亦可互通也。

太阳病，头痛至七日以上自愈者，以行其经尽故也。若欲再作经者，针足阳明，使经不传则愈。

此阳经尽自愈，欲再传经，有针足阳明法也。邪气在经，经尽自愈，欲再传经，有针足阳明法也。邪气在经，经尽则邪散，设表邪未解，欲再传一经，则针足阳明以竭其邪，仍使之邪从外泻，不以下之而使外邪入里也。

一经之邪，经行六经，而无他经变证，则脏气流通矣。欲再作经，谓初是太阳，欲再作一经变证，而属阳明也，非厥阴再传太阳之谓。

太阳病，欲解时，从巳至未上。

言太阳解候也。凡病欲解时，必从其经其气之旺，经气胜邪气也。太阳，盛阳也，故从巳午未之王①时而解。成氏曰：太阳从巳至未，阳明从申至戌，少阳从寅至辰，而太阴从亥至丑，少阴从子至

---

① 王：通"旺"。《庄子·养生主》："神虽王，不善也。"

寅，厥阴从丑至卯。阳主昼，阴主夜也①。阳经解时，从寅至戌；阴经解时，从亥至卯。阳道常饶②，阴道常乏也。

风家，表解而不了了③者，十二日愈。

言表已解，当俟其自愈也。表既解矣，而不了了，则阳邪之扰未尽去也。七日不解，再俟十二日，经气既尽，正气来复必自愈矣。若此者，惟静养以需耳，可喜功生事乎？

欲自解者，必先烦，乃有汗而解。何以知之，脉浮，故知汗出解也。

言自解脉候也。天地郁蒸而雨作，故知人身烦闷，为汗解之候。然此当以脉浮决之，设脉不浮，则烦热又为入里之候，而不从汗解矣。

上经五条，论太阳传经及太阳欲愈之辨。

太阳病，头痛，发热，汗出，恶风者，桂枝汤主之。

此明太阳中风证治法也。止言头痛，则身、腰、骨节不痛可知。言汗出，则不同于伤寒之无汗可知，此风寒之辨也。

太阳中风，阳浮而阴弱。阳浮者，热自发，阴弱者，汗自出。啬啬④恶寒，淅淅⑤恶风，翕翕⑥发热，鼻鸣干呕者，桂枝汤主之。

明中风之脉寸浮尺弱，故发热自汗，治宜桂枝也。寸为阳，阳浮

---

① 太阳……夜也：语出成无己《注解伤寒论·辨太阳病脉证并治法上》。

② 饶：丰足，丰饶。

③ 了了：精神清爽。

④ 啬（sè 色）啬恶寒：形容严重的恶寒。

⑤ 淅（xī 西）淅恶风：形容阵阵恶风之深切。

⑥ 翕（xī 西）翕发热：形容如羽毛覆盖之温和发热。

则热在表。尺为阴，阴弱不胜阳邪，故汗郁蒸而出。啬啬，恶寒之貌，内气啬弱也。淅淅，恶风之貌，外体洒淅也。翕翕，热聚不解之貌，谓汗蒸气熇也，此与伤寒之干热不同。鼻鸣，阳邪上壅也。干呕，阳邪上逆也。阳浮阴弱，故以桂枝之辛甘，温解肌表之阳邪；而复以芍药之酸寒，守在荣之阴气；以生姜之辛温，助桂枝之发散；而复以甘草、大枣之甘温，和荣卫之不足也。《内经》曰：辛甘发散为阳。又曰：风淫于内，以辛散之，以甘缓之，以酸收之①。桂之枝，味辛甘温而气轻，其走表为尤捷，故一百一十三方，用桂枝者独多，而直以桂枝汤冠其首也。

桂枝汤方

桂枝三两　芍药三两　甘草二两　生姜三两　大枣十二枚，擘

上五味，㕮咀，以水七升，微火煮取三升，去滓，适寒温，服一升。服已，须臾歠②热稀粥一升余，以助药力。温覆一时许，令遍身漐漐③微似有汗者益佳，不可令如水流漓，病必不除。如一服汗出，病差，停后服，不必尽剂。若不汗更服，依前法。又不汗，后服小促其间，半日许令三服尽。若病重者，一昼一夜服，周时观之。服一剂尽，病证犹在者，乃服至二三剂。禁生冷、黏滑、肉面、五辛、酒酪、臭恶等物。㕮音釜。歠，昌悦切。擘，直力切。

桂枝，味辛气薄，妙用全在啜稀粥以助药力，使谷气充而邪气

---

① 辛甘发散……收之：语出《素问·至真要大论》。
② 歠（chuò啜）：饮，喝。
③ 漐漐：小雨不辍貌，此形容微微出汗，持续不断。

散，此方中之法也。然止取解肌散邪，令遍身漐漐微似汗，恐汗之过而内动血脉，此又方中之法也。世之汗者，不识此意，非失之太过，则失之不及。太过，则邪未入而先扰其荣，甚则汗不止而亡阳。不及，则邪未微而早闭其门，必至病不除而生变，其于张子法去之远矣。禁生冷，为其寒也，黏滑肉面，为其滞肌窍也。五辛、酒酪、臭恶物，为其夺药性也。

太阳病，发热汗出者，此为荣弱卫强，故使汗出，欲救邪风者，宜桂枝汤。

明伤风所以有汗之故也。卫得邪助故强，荣无邪助故弱，以强阳乘弱阴，则逼之而汗出矣，脉之所以阳浮阴弱也，故以桂枝解散在表之邪风。

病常自汗出者，此为荣气和。荣气和者，外不谐，以卫气不共荣气和谐故尔。以荣行脉中，卫行脉外，复发其汗，荣卫和则愈，宜桂枝汤。

申明卫受风邪，荣反出汗之故也。言荣气本和，但卫强不与荣和，复发其汗，俾风邪从肌窍外解，斯卫不强而与荣和矣。正如中酒发狂，酒去则其人帖然①也。荣受寒邪，不与卫和，宜麻黄汤亦然。

病人脏无他病，时发热，自汗出，而不愈者，此为卫气不和也。先其时发汗则愈，宜桂枝汤主之。

此言发热自汗，发作有时者，若无他病，宜先其时用桂枝也。脏无他病，里无邪也，时发热自汗，热汗有时也。人有阴虚，诸病亦时发热自汗，若脏无他病，而时发热自汗，则为入卫之邪未得解散，宜于将发之时先用桂枝汤，盖乘其欲动而掣之也。

---

① 帖然：顺从服气，俯首收敛。

太阳病，外证未解，脉浮弱者，当以汗解，宜桂枝汤。

言外证未解浮弱之脉，犹当解肌也。浮弱即阳浮阴弱之谓，邪犹在表也。外证未解，脉见浮弱，即日久犹当以汗解，然止宜桂枝解肌之法，不宜误行大汗之剂也。至于不可误下，更不待言矣。

伤寒，发汗解，半日许复烦，脉浮数者，可更发汗，宜桂枝汤主之。

言外邪未尽，可更发汗也。汗解后复烦，疑于入里，然脉尚浮数，则邪犹在表也，故更发汗。此以脉浮数辨之，非汗后不可更行桂枝之谓也。

喻氏曰：伤寒，汗后复烦，脉复浮数，明系汗后表虚，风邪袭人所致，即不可再行麻黄，宜更用桂枝解肌。用桂枝者，一以邪重犯卫，一以表虚不能复任麻黄也。

太阳病，初服桂枝汤，反烦不解者，先刺风池、风府，却与桂枝汤则愈。

服桂枝汤，当汗出而凉和，反烦不解者，非风热甚而未能即散，则服桂枝汤而未得啜稀粥以助药力之法也。刺风池、风府以泄太阳之邪，此又法中之法也。

喘家，作桂枝汤，加厚朴杏子佳。

微喘缘表之未解，故仍作桂枝汤，加厚朴、杏仁以降气，亦微里之法也。

桂枝本为解肌，若其人脉浮紧，发热，汗不出者，不可与也。常须识此，勿令误也。

言已见寒伤荣之脉证，则不可误用风伤卫之治法也。经文之禁明矣。

凡服桂枝汤吐者，其后必吐脓血也。

言热甚于内者，不宜妄与桂枝也。得汤而吐，后必吐脓血，其可轻与耶？叔和曰：桂枝下咽，阳盛则毙也。

若酒客病，不可与桂枝汤，得汤则呕，以酒客不喜甘故也。

此为用桂枝者周详其虑也。酒客，湿热素盛，亦常发热自汗。若挟外邪而病，则不可以桂枝之甘热增其逆满，其当平以苦辛之治，又不待言矣。

太阳病三日，已发汗、若吐、若下、若温针，仍不解者，此为坏病，桂枝不中与也。观其脉证，知犯何逆，随证治之。

病在太阳，治之不当，即成坏病，故初治不可不慎。桂枝不中与，以桂枝证罢也。若桂枝证仍在，则不谓之坏病矣。观其脉证，随所逆以施治，此治坏病法也。

上经十三条，论太阳中风用桂枝汤法。

太阳病，头痛发热，身疼腰痛，骨节疼痛，恶风，无汗而喘者，麻黄汤主之。

前辨伤寒证矣。此明伤寒治法，宜用麻黄，而并详其证也。足太阳经脉，起目内眦，循头背腰骨，故所过疼痛。疼痛者，重着而痛，若冬气之凝结也。寒邪外束，人身之阳不得宣越，故令发热。寒邪在表，则不复任风寒，故恶风。凡恶寒未有不恶风者，恶风亦未有不恶寒者，故伤寒亦曰恶风，而中风亦曰啬啬恶寒，以交发其义也。寒主闭藏，故令无汗。人身之阳不得宣越于外，则必壅塞于内，故令作喘，喘即前文呕逆之义也。麻黄之形，中空而轻；麻黄之味，辛甘而温。轻则能通腠理，温则能散寒邪，故用以为君。桂枝辛温，佐其解肌表之邪，兼以监制麻黄。杏仁苦温，取其利喘逆之气，兼以润肌出汗。和以甘草，亦辛甘发散之义。然亦止服八合，覆取微似汗，不须啜粥，正恐汗之过而亡阳也。故须酌人品之虚实、时令之寒暄而用之。

麻黄汤方

麻黄_{去节，三两}　桂枝_{洗净，二两}　杏仁_{去皮尖，七十枚}甘草_{炙，一两}

上四味，以水九升，先煮麻黄，减二升，去上沫，内诸药，煮取二升半，去滓，温服八合。覆取微似汗，不须歠粥，余如桂枝法将息。内，音纳。

麻黄必煮，掠去沫，不尔，令人烦。盖恐其轻浮之气，过于引气上逆也。甘草必炙，亦缓留中气之意。

脉浮者，病在表，可发汗，宜麻黄汤。脉浮而数者，可发汗，宜麻黄汤。

言用麻黄脉法也。伤寒之脉，阴阳俱紧，固宜麻黄发汗矣。然紧必兼浮，故言脉但见浮，则为邪方在表，宜发其汗，而使之不入里。即浮而兼数，亦为在表之邪欲传，宜发其汗而使之不传，故知舍麻黄无他法也。

太阳病，脉浮紧，无汗，发热，身疼痛，八九日不解，表证仍在，此当发其汗。服药已微除，其人发烦目瞑①；剧者，必衄，衄乃解。所以然者，阳气重故也。麻黄汤主之。衄，女六切。

---

① 目瞑：闭目懒睁，不喜强光刺激。《集韵》："瞑，目不明也。"

言伤寒不解，虽八九日，仍宜麻黄也。脉见浮数，表证仍在，虽八九日，仍当以麻黄汗解。服药已，其病微除。至于烦瞑，剧衄，乃热郁于荣，阳气重盛，表散之药与之相搏而然。肤至于逼血上衄，则热随血解矣，后人谓此为红汗是也。此其发汗，当主以麻黄，非谓衄解之后，仍用麻黄也。

太阳病，脉浮紧，发热，身无汗，自衄者愈。

言得衄虽无汗，自愈也。人之伤于寒而为热者，得以发越故也。

伤寒，脉浮紧，不发汗，因致衄者，麻黄汤主之。

此言寒邪不发之衄，仍宜温散也。不发汗而致衄，是入荣之寒不得泄越而然也。寒不尽，则衄不止，故仍用麻黄。然见浮紧之脉，无汗之证，即当主以麻黄，不必待其衄也。此与上条有寒热之别。

太阳病，十日以去，脉浮细而嗜卧者，外已解也。设胸满胁痛者，与小柴胡汤。脉但浮者，与麻黄汤。小柴胡汤方见少阳。

言表证未除，虽十日外，仍当用麻黄也。十日以外，表解之时也，设胸满胁痛是邪传少阳，若脉但浮，是邪犹在表也。

脉浮紧者，法当身疼痛，宜以汗解之。假令尺中迟者，不可发汗。何以知之？以荣气不足，血少故也。

言尺中脉迟不可发汗，以示戒也。凡遇当汗之证，亦当量其虚实，不宜卤莽从事。是以有先建中，而后发汗之法。惟东垣、丹溪喻此旨耳。

咽喉干燥者，不可发汗。

言用汗法当审病人有无宿疾也。津液不足，故咽躁，发汗则津愈竭。

淋家不可发汗，发汗必便血。

膀胱里热则淋，更发其汗，则膀胱愈燥，而小便血矣。

疮家虽身疼痛，不可发汗，汗出则痓。痓当作痉，音劲。

疮家疼痛，为津液亏耗，更发其汗，则外袭虚风，内血不荣，必至筋脉强急而痉。

衄家不可发汗，汗出必额上陷脉紧急，目直视不能眴①，不得眠。眴音眩，目摇也。

衄者，上焦亡血也，更发汗，则太阳津竭，必至筋脉引急，而目直视不得眴。《内经》曰：太阳结于命门，命门者目也。又曰：太阳起目内眦，其通顶入脑者为目系。阴气不荣，则目不合也。额上陷脉，额上陷中之脉也②。

前曰脉浮紧、不发汗因致衄，是寒邪未解而衄者也，故以麻黄散之。此曰衄家不可发汗，是无表邪而常衄者也，故不可发汗。

亡血家不可发汗，发汗则寒栗而振。

寒栗而振，阴阳两虚也。《针经》曰：夺血无汗③。

汗家重发汗，必恍惚心乱，小便已阴痛，与禹余粮丸。方缺。

汗为心液，膀胱为肾合。方虽缺，然生心血，镇下焦，亦可意会也。

病人有寒，复发汗，胃中冷，必吐蛔。蛔，音回，胃中长虫也。

病人有寒在里，则当温散，反发其表，而损阳气，则胃中虚冷，

---

① 眴（shùn 顺）：谓眼球转动。
② 太阳结于……脉也：语出《灵枢·根结》。
③ 夺血无汗：语见《灵枢·营卫生会》。

必至吐蛔。此一条又为三阴经示禁也。

上经十四条，论太阳伤寒用麻黄汤法。

太阳中风，脉浮紧，发热恶寒，身疼痛，不汗出而烦躁者，大青龙汤主之。若脉微弱，汗出恶风者，不可服。服之则厥逆，筋惕肉瞤①，此为逆也。瞤，音纯。

此为人伤于寒而为热者立治法也。脉浮紧，发热，恶寒，无汗，皆伤寒麻黄汤证也。而谓之中风，以其发于春温之时也。卫中风邪，本宜有汗，乃更有寒，以郁其热，故脉紧，恶寒，而汗不出也。汗不得出，故致烦躁。人之伤于寒而为热者，其汗不得出之状类然也。发热，烦躁，必得汗而后解，犹之酷热炎蒸，必得雨而后凉。《内经》谓"阳之汗，以天地之雨名之②"是也。龙为行雨之物，青龙为东方发散之神，故发躁热之汗，以青龙名之，谓之大者，以其力最猛，而功最神也。青龙一证，为风寒两伤，故以麻黄、桂枝二汤合用，乃减芍药之酸收，而重用麻黄，复重用石膏者，非麻黄之辛温则邪不散，非石膏之辛寒则汗不出，犹之龙之为用，阴云不升，雨泽不降也。石膏气味辛甘大寒，辛以散风，甘以散寒，寒以降热，一物而三善备，故发热、烦躁者宜之。张子此方，实开河间升麻汤、通解散之门户，易水九味羌活汤不过变此方而轻用之，而议者谓是书止为即病之伤寒设，不为不即病之温暑设，过矣！

青龙一方，原为无汗者取微汗，非有汗而用之散也。若脉微弱而汗出，恶风，则是少阴亡阳之证；若脉浮弱，汗出，恶风，而不烦躁，则是太阳中风之证。皆与此汤不合也。误服此，宁不致亡阳之逆而筋惕肉瞤耶？惕瞤者，阳气大虚，筋脉失养而惕然跳、瞤然动也。张

---

① 筋惕肉瞤：指筋肉跳动。
② 阳之汗……名之：语见《素问·阴阳应象大论》。

子不能必用法者尽如其法，故更立真武一汤，以救其失，学者苟识其郑重之意，即百用不至一误矣。

大青龙汤方

麻黄去节，六两　桂枝二两　甘草炙，三两　杏仁去皮尖，四十枚　生姜三两　石膏如鸡子大，碎　大枣十二枚，擘

上七味，以水九升，先煮麻黄，减二升，去上沫，内诸药。煮取三升，去滓，温服一升，取微似汗。汗出多者，温粉扑之。一服汗者，停后服。汗多亡阳，遂虚，恶风，烦躁，不可眠也。

此服青龙汤法也。曰取微汗，曰停后服，多少慎重之意。亡阳者，肾中之真阳随津液而亡也。烦躁不得眠者，阳亡而肾中之真阴亦与之俱亡也。前既曰此为逆矣，谓不当汗者不宜汗也。此又曰汗多亡阳，谓即当汗者亦不宜过汗也。

伤寒脉浮缓，身不疼，但重，乍有轻时，无少阴证者，大青龙汤发之。

上言春伤于风，其有挟寒邪为热者，当主以大青龙。此言冬伤于寒，其有内伏而为热病者，亦当发以大青龙也。既曰伤寒，则无汗不必言矣。然寒则脉紧，寒则身痛，此脉不紧而缓，身不痛而重，知其伏寒成热也。热气壅塞，故身但重，而不若阴邪之痛，经以身重为三阳合病是也。然乍有轻时，则是内热未炽，尚可以汗解之，故虽烦躁未甚，即当发以大青龙，所谓图患于未形则易为力也。然必无少阴里证者，乃可用之。若有少阴之脉微沉细诸证，则有温经散寒两相照管之法，不当以石膏误汗铲其微阳。若有少阴之口燥舌干而渴诸证，则有生津除热两相照管之法，又不当以麻黄误汗竭其阴

液也。

伤寒，脉浮滑，此表有热里有寒，白虎汤主之。

此论阳明身热及伤寒变为里热无有表证者治法也。以身热为表证，故附之太阳伤寒之脉，阴阳俱紧，滑则里热，云浮滑则表里俱热矣。曰里有寒者，伤寒传伏于里，更增里热，故推本而言寒也。白虎，西方金神也，大热之气，得辛凉而解，犹之暑暍之令得金风而爽。故清凉之剂，以白虎名之。石膏辛甘寒，故以之清金而生水；知母苦寒，故以之滋水而制火；乃甘草、粳米之甘，又所以培土而生金水之源也。

喻氏曰：风寒两伤，宜从辛甘发散矣；而表里俱热，则温热之剂为不可用。欲并风寒表里之热而俱解之，不其难乎？故立白虎一方，以辅青龙之不逮。夫以石膏一物之微，入甘温队中，则为青龙；从清凉同气，则为白虎。仲景心法，所以有降龙伏虎之能也。设在表之风寒未解，当用青龙而反用白虎；在里之热渴已逼，当用白虎而反用青龙，则用违其才而败事矣。

按厥阴条中有"伤寒，脉滑而厥者，里有热也，白虎汤主之"。故王氏谓表里字误。然是里寒变热，风温病也。

白虎汤方

石膏一斤　知母六两　甘草二两　粳米六合

上四味，以水一斗，煮米熟，汤成，去滓，温服一升，日三服。

伤寒，脉浮，发热无汗，其表不解者，不可与白虎汤。渴欲饮水，无表证者，白虎加人参汤主之。

戒轻用白虎也。言必表证者皆除，而后与白虎以解里热，若津液衰少，则加人参以止渴，即本方加参三两。

按温热病，无汗表不解者宜青龙，汗出无表证者宜白虎。盖东方木气，可以发散严寒，故凡内伏热邪，本于冬时伤寒，及四时伤风，更为寒抑而不得发者，皆当以青龙汗之。西方金气可以清解酷热，故凡表证已除，而有里热及表里交热者，皆当以白虎解之。但用青龙者，伏热之气，妙在于先时发之，逮既发，则难为力矣，所谓见赤色者刺之也。用白虎者，烦渴之极，妙在以人参润之，倘不渴，则人参又可商矣。识此，而后九味冲和、六神通解、三黄石膏，用之无不如意也。

伤寒，无大热，口燥渴，心烦，背微恶寒者，白虎加人参汤主之。

言燥渴、心烦，宜人参白虎也。无大热者，表无大热也。燥渴、心烦，则里热甚矣。背甚恶寒则为寒证，背微恶寒则为表虚。故主以白虎加人参，所以解渴除热，而补不足也。《要略》曰："太阳中热者，暍是也。汗出恶寒，身热而渴，白虎加人参汤主之。"故知恶寒为表虚。

伤寒，若吐、若下后，七八日不解，热结在里，表里俱热，时时恶风，大渴，舌上干燥而烦，欲饮水数升者，白虎加人参汤主之。

此言热结在里，表里俱热证之重者，法宜人参白虎也。表热者，身热也。里热者，内热也。以吐下后不解，故邪气乘虚结为里热，惟热结在里，所以表热不除，有时时恶风一证也。大渴引饮，里热炽盛，安得不以白虎急解之，石膏辛寒，能清里热兼散表热也。

既曰表未解者，不可与白虎矣。又以脉浮滑，表有热，时时恶风，背微寒者，主以白虎，何耶？曰背微恶寒，则不甚恶寒也。曰时时恶风，则有时不恶风也。故非表证恶寒常在背上，恶寒而不燥渴之比。况石膏为阳明经本药，身热为阳明经表证，必证从太阳来，或兼阳明表证，乃可用之，不然则脉沉而口干渴，又为少阴急下之证矣。

服桂枝汤，大汗出后，大烦渴不解，脉洪大者，白虎加人参汤主之。

大汗出，则表邪已散。大烦渴，脉洪大，则里邪正炽。故非白虎加人参不足以退热而生津也。

上经七条，论伤寒变为温热证用青龙、白虎汤法。青龙主于大发其寒，白虎主于大解其热，义各有当。

服桂枝汤大汗出，脉洪大者，与桂枝汤，如前法。若形如疟，日再发者，汗出必解，宜桂枝二麻黄一汤。

此为中风而有寒，寒热如疟者立治法也。服桂枝汗大出，脉仍洪大，则是表未解也。与桂枝汤如前法，谓更与桂枝法及刺风池、风府法也。若脉洪大而烦渴，则有白虎法矣。若其人寒热交作有如疟状，而汗出，脉洪则有风，复有寒也。风则发热，宜用桂枝。而恶寒，则当佐以麻黄，使之汗出而解。故以桂枝汤之二合麻黄汤之一，而微发其邪，所以不半用麻黄者，为其日再发而风邪胜也。此用桂枝汤变法也。

桂枝二麻黄一汤方

桂枝一两十七铢　芍药一两六铢　麻黄十六铢，去节　生姜一两六铢　杏仁十六个，去皮尖　甘草一两二铢，炙　大枣五枚，擘

上七味，以水五升，先煮麻黄一二沸，去上沫，内诸药，煮取二升，去滓。温服一升，日再。

太阳病，得之八九日，如疟状，发热恶寒，热多寒少，其人不呕，清便欲自可，一日二三度发。脉微缓者，为欲愈也；脉微而恶寒者，此阴阳俱虚，不可更发汗、更下、更吐也；面色反有热色者，未欲解也，以其不能得小汗出，身必痒，宜桂枝麻黄各半汤。

此为人之伤于寒而复有风，至八九日脉微不解而色有热，不能得小汗者立治法也。寒热如疟，有寒复热也。热多寒少，风邪胜而外搏也。其人不呕，清便欲自可，里不受邪也。日二三度发，风邪搏于肌表而欲出也。苟脉来微缓，则欲愈矣。微则邪退，缓则阳气和也。若脉但微而不缓，且复恶寒，则为阴阳俱虚之候，而寒邪不解。微则阴虚，恶寒则阳虚也，故不可更汗、吐下。虚寒者当色青白，而反有热色，是寒邪在表，兼有风邪外搏而不解也，故身必作痒，痒者，风也。此当以桂枝之半合麻黄之半，小发其汗，桂枝解肌，麻黄散寒，一汗一解，而更狭小其制，则不至大汗而重虚矣，此用麻黄汤变法也。

桂枝麻黄各半汤方

桂枝一两十六铢　芍药　麻黄　生姜　甘草各一两　大枣四枚　杏仁二十四枚

上七味，以水五升，先煮麻黄一二沸，去上沫，内诸药，煮取一升八合，去滓，温服六合。

太阳病，发热恶寒，热多寒少，脉微弱者，此无阳也，不可发汗，宜桂枝二越婢一汤。

无阳，与亡阳不同。亡阳者发散之过，阳气随汗液而亡失也。无阳者，真阳亏少而无汗液可散也。此为人之伤于风寒而为热，热多寒少，脉气微弱，不任清散者立治法也。太阳发热宜桂枝，恶寒宜麻黄，热多宜石膏。而脉微弱则为阳气虚少之候，而桂枝、麻黄、青龙三汗法俱不可用矣，然非得微汗，邪终不解，故以桂枝与越婢合用。越婢者，有麻黄之散寒，而复有石膏之除热，此于大青龙汤为去杏仁之润，而加芍药之收，而更狭小其制，则脉弱之人不至大汗而亡阳矣，此用大青龙变法也。

前桂枝二麻黄一汤，盖寒热如疟，汗出脉洪，风而兼有微寒者也。桂枝麻黄各半汤，盖发热恶寒，热多寒少，脉微恶寒，面色反似有热，寒而兼有微风者也。此条发热恶寒，热多寒少，脉微弱而不日再发，日二三度发，是风寒两伤，阳气衰微，热在里而不肯搏于肌表者也。盖寒热如疟状，日再发，日二三发，已有向外之势，而此之热多渐，有向里之机，故不得不用麻黄散其表寒，略用石膏除其里热。观桂枝、麻黄、青龙三汤，而知中风、伤寒与夫风寒两伤而发为温热三者之汗法不同。观桂枝二麻黄一汤、桂枝麻黄各半汤、桂枝二越婢一汤，而知用三者之法，其剂复有轻重节制之不同也。其所为汗法虑者，至周详矣。

桂枝二越婢一汤方

桂枝　芍药　甘草　麻黄各十八铢　生姜一两二钱　石膏二十四铢　大枣四枚

上七味，以水五升，煮麻黄一二沸，去上沫，内诸药，煮取二升，去滓，温服一升。本方当裁为越婢汤、桂枝汤合饮一升，今合为一方。

喻氏曰：婢，女子之至卑者也。女子固以顺为正，至于婢，则唯所指使更无专擅矣。以大青龙之变化升腾，不可驾驭之物，约略用之，乃至性同女婢之卑柔，此仲景通天手眼也。只一方中，忽焉去芍药为大青龙而升天兴云雨，忽焉存芍药为小青龙而蟠泥润江海，忽焉用桂枝二越婢一而细雨湿泥沙，其精义入神之用，后人从未窥见其藩①也，又安望能用其法哉！

上经三条，论桂枝麻黄、青龙、白虎汤变用轻剂法。

辨痉湿暍证

王叔和云：伤寒所致太阳痉湿暍三种，宜应别论，以为与伤寒相似。故此见之愚，谓春风温、夏暍、长夏湿、秋燥金、冬寒，四时之气也。张子以为俱属外感之邪，而受自太阳，故以痉湿暍合辨。叔和疑此三者为杂病之证而似于伤寒，故谓宜应别论。然张子所谓辨证，即辨此种种诸证也，以真伤寒为似伤寒而治之误也，以似伤寒为真伤寒而治之亦误也，故当以伤寒与温热痉湿暍合辨也。痉湿暍三病似伤寒，痉证尤为危恶，故先及之，次则湿为难治，若暍则显而易见矣。

病身热足寒，头项强急，恶寒，时头热面赤，目脉赤浊，头面摇动，卒口噤，背反张者，痉病也。《金匮要略》曰：若发其汗者，寒湿相得，其表益虚，则恶寒甚，发其汗已，其脉如蛇。

此辨太阳痉证也。旧以痓为痉，传写之误也。痉者，强直之名，即秋时燥金之邪，入于经筋而为病者也。长夏之时，湿热内淫，经筋受病，更遇秋金干燥，敛满之气乘之，则颈项强急矣。邪在表，故身热。热上逼，故足寒。阳虚而邪乘于表，故恶寒。燥热之气上逼，故头热、面赤、目脉赤。颈项强急，故独头面能摇动。阳明之筋脉内结

---

① 藩：谓藩篱，比喻事物的界域。

胃口，外行胸中，过人迎，环口；太阳之筋脉循项背，上头。燥热伤阳明，则筋脉牵引，而口噤不得语。燥热伤太阳，则背反张如弓。盖燥热之时，汗多而表虚，故津液少而筋脉易于强直。若更发其汗，则表虚之寒与燥热之温皆以得汗而益虚，必至阳外亡而恶寒甚矣。其脉如蛇，谓虚阳欲外脱，为燥敛之邪所束，有坚急奔逼之象也。此证世多误作惊风治之，妇人小儿坐此殒命者多矣，总缘不识痉病故也。

燥者天气，湿者地气，燥之与湿，天壤悬绝矣。而《内经》谓：诸痉项强，皆属于湿①。从其受病之本而言也。夏秋之交，本湿而标燥，湿则伤阳，而热蒸于内；燥则伤太阳，而热浸于外，邪逼两经之界，故颈项因而强急，为热兼燥化之病。《内经》曰：湿热不攘，大筋软短，小筋弛长，谓湿热伤筋也②。又曰：赫曦③之纪，上羽其病痉④。言热为寒抑，无汗之痉也。又曰：肺移热于肾，传为柔痉⑤。言湿蒸为热，有汗之痉也。《千金》谓：温病热入肾则为痉⑥。小儿病痫，热盛亦为痉。而惜乎痉之名义详于圣经，后世医人俱不识为何病也。

《金匮要略》曰：暴腹胀大者，为欲解。脉如故，反弦伏者，痉或作死。

言痉病入腑为欲解之候也。燥热上逼太阳，故头热、面目赤。燥热自归胃腑，则腹胀大而欲解矣，然脉必平和如故而后解，若反弦伏，则邪深入而痉不解矣。

---

① 诸痉项强……于湿：语见《素问·至真要大论》。
② 湿热不攘……筋也：语见《素问·生气通天论》。
③ 赫曦：炎暑炽盛貌。
④ 赫曦之纪……病痉：语见《素问·五常政大论》。
⑤ 肺热移于……柔痉：语见《素问·气厥论》。
⑥ 温病热入……为痉：语见《备急千金要方·小肠腑方·风癫》。

《金匮要略》曰：痉脉，按之紧如弦，直上下行。

辨痉脉也。体既强硬矣，脉必无和柔之理。紧如弦，直上下行者，弦直强硬之貌。《脉经》曰：痉脉直坚上下行①。

太阳病，发热脉沉而细者，名曰痉。《金匮要略》曰：为难治。

太阳发热为表病，脉当浮大。沉而细，则邪而深入不解之意，故难治，谓以阳病见阴脉也。

按：脉沉细，法宜救里，而痉又为燥热之病，故谓难治。谓未可轻同于太阳发热，脉反沉例也。然发热脉沉，又不几疑为少阴病乎？曰：颈项强急而脉沉，则非少阴病也。喻氏欲以少阴例之，非矣。

太阳病，发汗太多，因致痉。

此明发汗过多亦有致痉者，不独秋燥之邪也。发汗多，则津液亡而筋脉燥，故致痉。则夫已成痉者，其不可以误汗，又可知也。若此之痉，又在助阳润燥两相救治矣。《内经》曰：阳气者，精则养神，柔则养筋②。

《金匮要略》曰：风病，下之则痉，复发汗，必拘急。

言痉有因误下而成者，亦不宜复发汗也。风为表邪，误下则热入津少而致颈项强硬，复发汗，则津愈枯燥，筋脉失养而通身拘急矣。

《金匮要略》有"疮家虽身疼痛，不可发汗，汗出则痉"一条，已见麻黄证，故不重出。

《金匮要略》口：痉病有灸疮，难治。

火燥津枯也。玩此数条，知痉为燥热之病，不宜轻用汗法，即不

---

① 痉脉直坚上下行：语见《脉经·平湿脉证》。
② 阳气者……养筋：语出《素问·生气通天论》。

宜轻用风药。妇人产后痉病，气血大虚，尤宜禁忌。《难知》①用防风、当归、川芎、地黄，为得仲景之意。丹溪谓宜人参、竹沥之属。

太阳病，发热无汗，反恶寒者，名曰刚痉。

太阳病，发热汗出，不恶寒者，名曰柔痉。

言治痉当辨其有汗无汗也。痉病，劲燥之邪，而有刚柔之别。秋金用事，气敛肃而内燥热，其遇天时清凉，寒气胜者，则必发热、无汗而恶寒。发热者，燥也。无汗者，寒也。曰反恶寒者，明燥热之病不当恶寒而反恶寒也。痉而无汗，故谓之刚，言以干燥而刚也。其遇天时炎蒸，热气胜者，必发热汗出而不恶寒。痉而有汗，故谓之柔，言以汗渍而柔也。朱肱以刚为阳痉，柔为阴痉，而用术附等治之，误矣！

太阳病，发热，无汗恶寒，为伤寒。发热，汗出恶风，为伤风。发热，汗出不恶寒，为温热病。以证有颈项强急，故不谓之风寒温热病，而谓之痉也。痉之兼证，有风寒、湿热之不同，而总以燥热为病本。故后条诸治，皆主解肌表之热，而润筋之燥，殆变表法为和法乎？识此，则于治痉法思过半矣。

太阳病，项背强几几②，反汗出恶风者，桂枝加葛根汤主之。 几，音殊。

此为太阳中风兼有燥热者立治法也。几几，颈项强直，伸缩不得自如之貌。邪在太阳，风胜则热，寒胜则痛，燥胜则强。项背几几，是劲燥之邪入于太阳、阳明经筋也。劲燥所伤，本宜无汗，而反汗出恶风，是燥邪与入卫之风合并也。风当解肌，燥宜清热，故以桂枝之辛温解表，而以葛根之甘平清燥。

---

① 难知：《此事难知》，医论著作，二卷，元·王好古撰于1308年。

② 几几：(jǐn 紧)：紧固拘挛不柔和貌。

桂枝加葛根汤方

葛根四两　芍药二两　甘草二两　生姜三两　桂枝二两
大枣十二枚

上六味，以水一升，煮取三升，去滓，温服一升。覆取微似汗，余如桂枝汤法将息及禁忌。

太阳病，项背强几几，恶风，葛根汤主之。

此为太阳伤寒兼有燥热者立治法也。项背几几，燥邪直入经筋。以与寒邪合并，故恶寒。以兼有燥邪，故但恶风，而不云恶寒。凡恶风者必恶寒，恶寒者必恶风，然亦微有分别。恶寒者，虽恶风亦觉其寒；恶风者，惟见风而恶也。无汗为寒，故以麻黄散之。几几为燥，故以葛根解之。用桂枝汤之芍药，为其入肝而润筋也。去麻黄汤之杏仁，恐其过汗而益燥也。

葛根汤方

葛根四两　麻黄三两　桂枝二两　芍药二两　甘草二两
生姜三两　大枣十二枚

上七味，以水一斗，先煮麻黄、葛根，减二升，去沫，内诸药，煮取三升，去滓，温服一升。覆取微似汗，不须歠粥，余如桂枝法。

项背强几几，即痉之独头面摇也，但不若口噤、背反张之甚耳。此二条是风寒与燥热合并之治。

后三条，是专言燥热炽盛之治，叔和采录多翻乱，故正之。

《金匮要略》曰：太阳病，其证备，身体强几几然，脉反沉迟，此为痉，栝蒌桂枝汤主之。

此下三条，皆言湿蒸为热，燥邪直入经筋之治也。太阳病，其证备，谓身热、汗出、头项腰脊之证俱备也。证备太阳，脉当浮紧，而反沉迟，总以体强几几，当辨其为痉也。桂枝解肌，芍药养筋，而主以栝蒌之苦寒润燥去热，盖有汗而无风寒合并之治也。曷知其有汗而无风寒合并？以治法不用麻黄、葛根也，生表分之阴津，以解表分之阳邪，此治痉正法也。

《金匮要略》栝蒌桂枝汤方

栝蒌根三两　桂枝二两　芍药三两　甘草二两　生姜二两大枣十二枚

上六味，以水九升，煮取三升，分温三服，取微汗。汗不出，食顷，歠热粥发之。

《金匮要略》曰：太阳病，无汗而小便反少，气上冲胸，口噤不得语，欲作刚痉，葛根汤主之。

此言项背强硬，无寒而燥热上蒸者也。前挟寒无汗者，用葛根矣。此证亦用之者，为夫湿热上冲肺胃，复为刚燥之邪所束，故证见无汗，而欲同于无汗恶寒之刚痉也。无汗者，小便当利，而反不利，热上蒸而不下也。气上冲胸，热攻肺也。口噤不得语，热烁阳明经筋也，燥热而汗不出，法当汗解，故主葛根汤。

湿自下起，既上甚为热，而天气燥敛之邪，复为之上逼。故胸背、头项、面目、口齿诸证，皆见于上部。葛根主太热，解肌开腠，故以发燥热之病。然曷不用青龙？曰痉证表病也，石膏里药也，青龙主发其寒，葛根主解其热，且痉脉沉细，亦无用石膏之理也。

《金匮要略》曰：痉为病，胸满口噤，卧不着席，脚挛急，必齘齿，可与大承气汤。方见阳明。齘，音戒，齿相切也。

此言燥热炽盛可下，以救其急也。胸满则热上冲肺也。口噤齘齿者，热上逼阳明经筋也。卧不着席、脚挛急，通身之筋皆强急也。《灵枢》谓：热而痉者死①，腰折瘛疭，齿齘也。此卧不着席，脚挛急，即腰折瘛疭证也。热邪充斥，死不旋踵，故议下法，以救阳明之大热。

上经十三条，辨太阳痉证用葛根汤诸治法。

以气而言，谓之燥。以病而言，谓之痉。俗有暑风转筋之名。多发于夏秋之交，皆痉类也。孙思邈谓：太阳中风，重感寒湿，因变痉，以为湿，《内经》之旨也。以为重感寒湿，不尽然也。痉属燥邪，故发热与疮家皆足致痉。痉有合风寒为患者，有合湿热为患者。仲景言之独备，合风寒为患者，论中葛根汤、桂枝加葛根所治是也；合湿热为患者，《要略》葛根、栝蒌、承气所治是也。学者当分别得之，故以叔和所逸，仍补入《伤寒论》云。

痉属太阳病，然面赤、口噤、齘齿，亦属阳明，故治用桂枝、麻黄，亦用葛根、承气。喻氏必以传入三阴为言，则支蔓而求，多于前人矣，恐反滋后学之惑也。

太阳病，关节疼痛而烦，脉沉而细者，此名湿痹之候，其人小便不利，大便反快，但当利其小便。

此辨太阳中湿脉证也。湿者，长夏之气，属于坤土，凡水雨雾露之伤，皆其病也。湿流关节，则疼痛而烦。疼痛者，湿邪壅也；烦者，湿郁而热也。湿性趋下，故脉沉而细。湿痹者，言一身之阳气为湿所痹而不通也。经曰：湿胜则濡泻②。湿土甚而热，则膀胱之气化

---

① 热而痉者死：语见《素问·热论》。

② 湿胜则濡泻：语见《素问·阴阳应象大论》。

不行，小便利则湿气下通矣。

湿家之为病，一身尽痛，发热，身色如以熏黄。

此言湿热发黄者也。湿不解，故身痛。发热，脾土之气不行，故色见身黄。本经治以麻黄连翘赤小豆是也。

湿家，其人但头汗出，背强，欲得被覆向火。若下早，则哕，胸满。小便不利，舌上如胎者，以丹田有热，胸中有寒，渴欲得水，而不能饮，则口燥烦也。哕，渊入声，呃逆也。

此言寒湿中于太阳及湿而有里热者也。湿胜则多汗，身寒则无汗。寒湿相搏，阳气不能周贯于一身，故但头汗出也。头背与胸，皆表邪所袭之位。寒湿乘太阳，故背强，恶寒，欲得被覆向火也。夫寒湿在表，止有散法，无有下法。下之早，则湿入胃而哕，入胸而满矣。若表中湿而有里热者，则必小便不利，舌上如胎。丹田有热，为湿所壅，则小便不利；胸有寒湿，为热所蒸，则舌上如胎。如胎者，寒湿所蒸之滑胎，自与燥干者不同也。丹田有热，故渴欲得水；胸中有寒，故不能饮；欲饮而不能饮，则口燥，作胎而生烦矣。前但头汗出一条，当是麻黄加术之治。此丹田有热一条，当是五苓之治。经曰：小便不利者，但当利其小便也①。

湿家下之，额上汗出，微喘，小便利者死，若下利不止者亦死。

此言湿下为逆，以示大戒也。寒湿之中人也，阳必先虚，故本经湿证，多从助阳温散为治。若妄下，则阳益虚而不可救矣。额上汗出，微喘，虚阳欲上脱也。二便不禁，阳不固，二阴欲下脱也。阴阳

---

① 小便不利……便也：语出《伤寒论·辨太阳病脉证并治》。

离决，死矣。

湿家病身上疼痛，发热，面黄而喘，头痛鼻塞而烦，其脉大，自能饮食，腹中和无病，病在头中寒湿，故鼻塞。内药鼻中则愈。内，音纳。

此言头中寒湿者，宜就鼻中行其宣利之法也。止云身上疼痛，则湿不流关节，而外客肌表。止云发热，面黄而喘，则湿不干脾而干肺，故头痛，鼻塞而烦也。湿不内流，故脉大。湿不注中焦，故能食而腹无痞满证也。病从上入者，仍宜从上逐之而去，则易为力，鼻为脑之门户，故内药鼻中矣，泄其黄水。

问曰：风湿相搏，一身尽疼痛，法当汗出而解。值天阴雨不止，医云此可发汗，汗之病不愈者，何也？答曰：发其汗，汗大出者，但风气去，湿气在，是故不愈也。若治风湿者，发其汗，但微微似欲汗出者，风湿俱去也。

此言风湿宜汗，又当使汗出如法也。成氏曰：值天阴雨不止，湿胜也。《内经》曰：阳受风气，阴受湿气①。阳性急，阴性缓。故风湿相搏，则风在外而湿在内。汗大出者，其气暴，暴则外邪出，而内邪不能出。汗微微出者，其气缓缓则内外之邪皆出，故风湿俱去也。

《金匮要略》曰：湿家身烦疼，可与麻黄加术汤，发其汗为宜，慎不可以大攻之。一本大作火。

此言湿家宜用表散法也。身疼为湿，身烦为热，加白术于麻黄汤中，一以助其去湿，一以恐其过散也。不可以大攻之，言不可大下也，此治湿正法也。

① 阳受风气……湿气：语见《素问·太阴阳明论》。

《金匮要略》麻黄加术汤方

麻黄三两，去节　桂枝二两　甘草二两，炙　白术四两，炒　杏仁七十个，去皮尖

上五味，以水九升，先煮麻黄，减二升，去上沫，内诸药，煮取二升半，去滓，温服八合，覆取微似汗。

发散方中加白术，又为洁古、海藏开法门①。

病者一身尽疼，发热，日晡②所剧者，此名风湿。此病伤于汗出当风，或久伤取冷所致也。《金匮要略》曰：可与麻黄杏仁薏苡甘草汤。

此言风冷所伤之湿也。一身尽痛者，湿也。日晡所发热者，风也。盖得之当风取冷，汗湿不得泄所致。故长夏之月，常伤于湿，微与麻黄、杏仁发汗，少加薏苡以下湿除热。

《金匮要略》麻黄杏仁薏苡甘草汤方

麻黄半两，去节，汤泡　杏仁十个，去皮尖，炒　薏苡仁半两　甘草二两，炙

上剉麻豆大，每服四钱匕。水盏半，煎八分，去滓，温服。有微汗，避风。

此剂之最轻者，盖用于夏月不得不然也。

伤寒八九日，风湿相搏，身体疼烦，不能自转侧，不呕，不渴，脉浮虚而涩者，桂枝附子汤主之。

此言太阳中风合湿为患者也。湿之中人也，下先受之，故与风相

① 法门：佛教语。常指修行者入道的门径。后泛指途径、方法。
② 日晡：申时，下午三时至五时。

搏结，则流入关节，身疼极重，而无头痛、呕渴等证也。烦者，风也。身疼不能转侧者，湿也。不呕，上无表邪也。不渴，里无热也。脉浮虚者，风也。涩者，寒湿也。风在表者，散以桂枝甘草之辛甘；湿在经者，逐以附子之辛热，姜枣辛甘，行荣卫、通津液以和表。

阳虚则湿不行，故湿与风寒合并者，温经助阳散湿，多藉附子之大力。

若其人大便硬，小便自利者，去桂枝加白术汤主之。

成氏曰：桂枝发汗，走津液。小便利，大便硬，为津液不足，故去桂枝加白术。

桂枝附子汤方

桂枝四两　附子三枚，炮，去皮　生姜三两　甘草二两，炙　大枣十二枚，擘

上五味，以水六升，煮取二升，去滓，分温三服。

《金匮要略》白术附子汤

白术二两　附子一枚半，炮　甘草一两　生姜一两　大枣六枚

上五味，以水三升，煮取一升，去滓，分温三服。一服觉身痹，半日许再服，三服都尽，其人如冒状，勿怪，即是术附并走皮中，逐水气，未得除故耳。

风湿相搏，骨节烦疼，掣痛不可屈伸，近之则痛剧，汗出短气，小便不利，恶风不欲去衣，或身微肿者，甘草附子汤主之。

风胜，则卫气不固，故汗出短气，恶风，而不欲去衣也。湿胜，

则水气不行，故小便不利，或身微肿也。此风湿相搏之重于上条，而兼表虚者，故加白术以除湿，而减姜枣之和补，要皆藉附子之大力也。

甘草附子汤方

甘草炙，二两　附子二枚，炮　白术二两　桂枝四两

上四味，以水六升，煮取三升，去滓，温服一升，日三服。初服得微汗则解，能食，汗出复烦者，服五合，恐一升多者，宜服六七合为妙。

《金匮要略》曰：风湿，脉浮身重，汗出恶风者，防己黄芪汤主之。

言风湿表虚者也。脉浮者，风也。身重者，湿也。汗出恶风者，表虚也。此卫外之阳大虚，而在里之真阳无患者，故不必用附子，但以黄芪实表，白术去湿，防己疏风去湿，使之下行也。

《金匮要略》防己黄芪汤方

防己一两　甘草半两　白术七钱半　黄芪一两一分，去芦

喘者加麻黄半两，胃中不和者加芍药三分，气上冲者加桂枝三分，下有陈寒者加细辛三分。

上剉麻豆大，每炒五钱匕，生姜四片，大枣一枚，水盏半，煎八分，去滓，温服，良久再服。服后当如虫行皮中，从腰下如冰，后坐被上，久以一被绕腰下，温令微汗，差。

服后如虫行皮中，卫外之阳胜而湿行也。从腰下如冰，湿气尽趋于下也，以暖被围腰以下，接令微汗以渐取差，亦从下受者从下出之

法也。

上经十二条，辨太阳湿证用麻黄白术诸治法。

湿之为病，有与风相搏者，有与寒相搏者，有与热相搏者，当随时施治。然痉燥属金，为无形之天气。湿属土，为有形之地气。痉证不宜汗，而湿证则宜汗，故治湿多以散邪为功，但要于发散中加去湿药耳。其有用桂、附、黄芪者，以湿合风寒，非温经助阳无以成去湿之功也。

太阳中热者，暍是也。其人汗出，恶寒，身热而渴也。《金匮要略》曰：白虎加人参汤主之。

此辨暑热脉证也。太阳中热者，谓是太阳表证。而属中热也，均是太阳表病。汗出恶寒，身热而不渴者，为中风。汗出，身热而渴，不恶寒者，为温病。今汗出，恶寒，身热而渴，则是中暍。暍者，暑热之气。暍，不言暑，而言热，以其胃热为独重也。里有热，故身热而渴。暑伤气，故表恶寒。《要略》之白虎人参汤，真对病药也，不知叔和何以逸之。

有冬伤于寒，至夏至后发为热病者，俗谓之晚发。但晚发热病脉盛，新中暑病脉虚，故经谓其脉弦细芤迟，又曰脉微弱也。

太阳中暍者，身热疼重而脉微弱，此亦夏月伤冷水，水行皮中所致也。《金匮要略》曰：一物瓜蒂汤主之。

此言中暍兼湿者。暍，《内经》曰：脉虚身热，得之伤暑。乃身疼重为湿病，而中暍亦疼重者，盖得之夏伤冷水，渍入皮肤所致，是以暑热常合湿邪为患，《要略》治以瓜蒂汤，以形寒饮冷则伤肺，暑禁汗下，故但以一物搐其肺中之水，肺气通，而皮中之水亦行矣。后人推广其义用五苓散、六和汤、大顺散、小半夏茯苓汤、十味香薷饮、白虎加苍术汤，皆兼治湿法也。

无形之热，伤其肺金，则用白虎救之。有形之湿，壅其肺气，则用栝蒌通之。即是而推，久伤取冷，如风寒雨露，从天气得之者，皆足遏其上焦之阳，有与地气之湿从足先受宜利其小便者异治矣，亦不知叔和何以并逸此方也。

《金匮要略》一物瓜蒂汤方

瓜蒂二十七个

上剉，以水一升，煮取五合，去滓，顿服。

太阳中暍者，发热恶寒，身重而疼痛，其脉弦细芤迟，小便已，洒洒然毛耸，手足逆冷，小有劳，身即热，口开，前板齿燥。若发汗则恶寒甚，加温针则发热甚，数下之则淋甚。

此详言中暍脉证及中暍治法禁忌也。发热，恶寒，身重而疼痛，中暍表证也。脉芤迟，中气弱也。弦细，气弱而兼湿也。小便已，洒洒然毛耸，手足逆冷，小有劳，身即热，皆中气不足也。口开，热而喘喝也。前板齿燥，热而真津不润也。盖人身之阳，以汗而外泄；人身之阴，以热而内竭。故经于暍证，禁用汗、下、温针，谓汗则伤阳，下则伤阴，温针则引火入内。暍，然则若之何？曰生津、保肺、清热、益气、除湿、润燥，前人之法备矣。

上经三条，论太阳中暍用白虎人参诸治法。

中暑一证，有兼湿者，亦有兼风寒者，经但略辨其证，未尽言也。学者宜推广其意焉。

伤寒表不解，心下有水气，干呕，发热而咳，或渴，或利，或噎^①，或小便不利，少腹满，或喘者，小青龙汤主之。

此明伤寒表证未解，水积心下，散寒饮涤法也。表邪未解，故水饮结于心下，水寒相搏，则肺气上逆，故干呕、发热、喘咳。水饮之变态不一，故有或为之证。以麻黄、桂枝之辛温，散在表之寒邪；加细辛之辛，入肾而行水；以干姜、半夏之辛温，除胸中之水饮；合五味、芍药之酸收，入肺而止逆；且用甘草缓药于上，令药力所攻适在痰邪滞结之处。则无形之邪从肌皮出，有形之邪从水道出，而胸膺为之空旷矣。本文或为之证，但见一证便是，不必悉具也。青龙为东方发散之灵物，其大者则飞腾变化而兴云雨，其小者则静波恬浪而伏江海。故散邪涤饮之方，以小青龙名之，亦用麻黄汤变其法也。

小青龙汤方

麻黄_{去节}　芍药　细辛　干姜　甘草_炙　桂枝_{去皮，各}三两　半夏_{汤洗}　五味子各半升

上八味，以水一斗，先煮麻黄，减二升，去上沫，内诸药，煮取三升，去滓，温服一升。

若微利者，去麻黄，加荛花如鸡子大，熬令赤色。

下利者，不可攻其表，汗出必胀满。麻黄发其阳，水渍入胃，必作利。荛花，下十二水，水去利则止。

若渴者，去半夏，加栝蒌根三两。

辛燥而苦润。半夏辛而燥津液，非渴者所宜，故去之。栝蒌味苦而生津液，故加之。

---

① 噎（yē 耶）：此处指咽喉部有梗阻不畅的感觉。

若噎者，去麻黄，加附子一枚，炮。

经曰：水得寒，气冷必相搏，其人即噎，加附子温散水寒。病人有寒，复发汗，胃中冷，必吐蛔，去麻黄恶发汗也。

若小便不利，少腹满，去麻黄，加茯苓四两。

水蓄下焦不行，为小便不利，少腹满。麻黄发津液于外，非所宜也。茯苓泄蓄水于下，加所当加也。

若喘者，去麻黄，加杏仁半升，去皮尖。

《金匮要略》曰：其人形肿，故不内麻黄，内杏子，以麻黄发其阳故也。喘咳形肿，水气标本之疾。

按：加减法当出仲景，注释疑出叔和，以引《金匮要略》知之。

伤寒，心下有水气，而微喘，发热不渴。服汤已渴者，此寒去欲解也，小青龙汤主之。

申明水寒未解，发热，喘咳，治宜小青龙也。心下有水气，寒在膈上也，故喘咳发热。有痰饮，故不渴。服汤已而渴，则水寒解矣。此解水气之法，当用小青龙，非谓解后仍用小青龙也。

上经二条，论伤寒水饮内积，干呕，喘咳，用小青龙法。

病如桂枝证，头不痛，项不强，寸脉微浮，胸中痞硬，气上冲咽喉，不得息者，此为胸有寒也。当吐之，宜瓜蒂散。

此言痰饮内动，宜用吐法也。病如桂枝证，则必发热、汗出、恶寒也，而头不痛、项不强，则邪不在表矣。邪不在表，而寸脉微浮，故为有寒在胸。胸痞硬而气上冲，内蕴之寒挟痰气窒塞也。以其非外入之邪，故不用散。吐以瓜蒂，所谓其高者，因而越之也。《内经》

曰：酸苦涌泄为阴①。瓜蒂苦寒，能吐涎水，赤小豆酸平，能逐水饮，其涌之不尽者，则以下泄之也。

瓜蒂散方

瓜蒂一分，熬黄　赤小豆一分

上二味，各别捣为散已，合治之，取一钱匕，以香豉一合，用热汤七合，煮作稀糜，去滓，取汁，和散，温顿服之，不吐者少少加，得快吐乃止。

诸亡血虚家，不可与瓜蒂散。

亡血虚家，常有是证，吐之恐重其虚，且致其血上涌。

病人手足厥冷，脉乍紧者，邪在胸中，心中满而烦，饥不能食者，病在胸中，当须吐之。宜瓜蒂散。此条旧在厥阴。

此言邪在胸中，当用吐也。手足厥冷，疑于厥阴之热邪深陷，然脉不微而紧，则非厥阴之病，而太阳之病也。乍紧者，有时而不紧，亦非入里之和也，故紧为邪结胸中。心满而烦，则有痰涎窒塞，自与虚烦不同。饥不能食，则邪在胸，而不在胃。凡病在胸，则表证也，故吐以瓜蒂。

上经二条，论邪饮在胸宜用吐法。

伤寒二三日，心中悸而烦者，小建中汤主之。

伤寒二三日，邪尚在表，未及传里之时。悸则阳虚，烦则阴虚，故以芍药之酸收建其阴，以姜桂之辛热建其阳，而复用甘草、大枣、胶饴之甘温缓其中。中既建，则邪不致入里矣，而辛甘亦可以散寒，

---

① 酸苦涌泄为阴：语见《素问·阴阳应象大论》。

此为桂枝汤立变法，以明阴阳两虚之人，不宜轻于解散也。张子此法实辟东垣、丹溪阃奥①。世有不量虚实而妄行表散者，张子之罪人也！

小建中汤方

桂枝三两　芍药六两　甘草三两　大枣十二枚　生姜三两
胶饴一升

上六味，以水七升，煮取三升，去滓，内胶饴，更上微火消解，温服一升，日三服。呕家不可用建中汤，以甜故也。

建中，建脾也。脾为里之关门，故建之使三阴不至受邪。呕家有寒在膈，用胶饴之甘，芍药之酸，则寒缓于中而不解矣。

桂枝汤以桂枝为君，芍药、甘草为佐。小建中汤以芍药为君，桂枝、甘草为佐。一治表虚，一治里虚也。

伤寒脉结代，心动悸者，炙甘草汤主之。

此又为议补者立变法也。曰伤寒，则有邪气未解也。心主血脉，曰脉结代，心动悸，则是阴虚而真气不相续也。故峻补其阴以生血，更助其阳以散寒。生地、麦冬、阿胶、麻仁，养阴药也。人参、生姜、桂枝、甘草，养阳药也。无阳则无以绾摄②微阴，故方中全用桂枝汤乃去芍药，而渍以清酒，所以挽真气于将绝之候，而避中寒于脉弱之时也。则夫议补而纯以燥烈为事者，又张子之罪人也。

观小建中汤，而后知伤寒有补阳之方。观炙甘草汤，而后知伤寒有补阴之法。予故胪列③发散诸方，而以二方编次于后，欲学者知所

---

① 阃（kǔn 捆）奥：深邃的内室，比喻学问或事理的精微深奥所在。
② 绾摄：统领，掌握。
③ 胪列：罗列，列举。

取则焉。

炙甘草汤方

甘草四两，炙　生姜三两　桂枝三两，去皮　人参三两生地黄一斤　阿胶三两　麦冬半升，去心　麻仁半升　大枣十二枚

上九味，以清酒七升，水八升，先煮八味，取三升，去滓，内胶烊消尽，温服一升，日三服。

脉按之来缓，而时一止，复来者，名曰结。又脉来动，而中止不能自还，因而复动，名曰代，阴也。得此脉者，必难治。

此复解上文结代二字之义也。结代，皆阴脉也。而代，阴尤为真气消亡之候，故复脉汤以滋补为要。今之热病，多有此证也。成氏曰：结代之脉，一为邪留结，一为里气虚衰。

上经三条，论伤寒有益阳补阴二法。

病发热，头痛，脉反沉，若不差，身体疼痛，当救其里，宜四逆汤。方见少阴。

此言病在太阳，即有救里法也。病发热，脉反沉，与少阴之始得之，反发热，脉沉用麻黄附子细辛汤者何异？脉反沉，身体疼痛，又与少阴之身体痛，骨节痛，脉沉用附子汤者何异？而此独系之太阳者，以少阴脉不上头，无头痛证，而此发热头痛，故系之太阳也。病方在，阳脉当浮，而此见沉，故谓之反。脉反沉，则是阴寒在里，而病见于表也。故以姜附温其里，而以甘草和其表。所以不用细辛者，以其非太阳本药；而并不用麻黄者，以急于救里，遂不敢攻其表也。予故编次太阳发散诸方，而列此于后，使知病在太阳，即有救里

之法，学者幸毋胶柱鼓瑟，止以发散为事也。

后误治卷中，脉浮、自汗出、小便数、心烦、微恶寒、脚挛急，证似阳旦，此邪中太阳膀胱经，虚寒也，宜桂枝加附子汤，若攻其表则误矣。

上经一条，论太阳有四逆救里法。

太阳汗后第四

太阳以得汗而解，然有在表未尽之邪，有在里未去之邪，有虚而当补者，有过而宜救者，仲景之法传矣。编太阳汗后。

中风，发热，六七日不解而烦，有表里证，渴欲饮水，水入则吐者，名曰水逆，五苓散主之。

此为太阳微表未解，邪热自入其腑者立治法也。发热不解，有表也。烦渴欲饮，有里也。若表解，里热则能消水。今表未解而欲饮水，故水入而上逆也。以四苓之甘淡，利入腑之邪热；以桂之辛甘，散表而化气。膀胱者，津液之府，气化则能出矣。此太阳两解表里法也。表邪未解，则桂有时宜用枝。

五苓散方

猪苓　茯苓　白术各十八铢　泽泻一两六铢半　桂半两

上五味为末，以白饮和服方寸匕，日三服。多服暖水，汗出愈。

五者均以苓名，为其通灵能利水也。用术制水，使下行也。不用汤而用散，欲五者之淡恋膈上而达水源也。多饮暖水，亦稀粥之意。

古以二十四铢为一两，一两分（平声）为四分（去声），六铢为一分（去声），计二钱五分（平声），则所谓十八铢者，盖三分（去声）之重，古之七钱半也。然以古今量度及秬黍①考之，以一千二百黍之重，实于黄钟之龠，得古之半两，今之三钱也。合两龠为合（音

---

① 秬黍：黑黍，古时选其中形作为量度标准。

阁），得古之一两，今之六钱也。十铢为一千黍之重，今之二钱半也。一铢为百黍之重，今之二分半也。或又谓古今量度，惟汉最小，汉之一两，惟有今之三钱半强。故《千金》《本草》以古三两为今一两，古三升为今一升。然世有古今，时有冬春，地有南北，人有强弱，大约古用一两，今用一钱足矣。宜活法通变，不必胶柱而鼓瑟，则为善法仲景者矣。

太阳病，发汗后，大汗出，胃中干，烦躁不得眠，欲得饮水者，少少与饮之，令胃气和则愈。若脉浮，小便不利，微热消渴者，五苓散主之；不渴者，茯苓甘草汤主之。

上言欲饮而不能饮者用五苓，此言欲饮而善消者用五苓也。发汗后，致大汗出而胃干、烦燥，是解肌不如法也。津液内干，势必求救于水，故少少与之以和胃燥，多则恐水逆而不消也，此一治法也。若脉浮则有表证未解，故身作微热，又小便不利，饮水多而善消，是太阳经之邪自入其腑也，故与五苓以两解表里。若表证已解，大热而渴，又是白虎证矣。

发汗已，脉浮数，烦渴者，五苓散主之。

言热渴当用五苓也。浮为表未解，数为热入腑。

伤寒，汗出而渴者，五苓散主之；不渴者，茯苓甘草汤主之。

曰伤寒，则无汗可知。汗出，则烦热解矣。乃汗出而渴，则邪自入其腑也，故与五苓以解里热。若汗出而不渴，则里不受邪也，但与桂枝、生姜以解在表之余邪，茯苓以引其外溢之津，总以汗后不更行桂枝汤也。此汗后和解法也。

茯苓甘草汤方

茯苓二两　桂枝二两　生姜三两　甘草一两

上四味，以水四升，煮取二升，去滓，分温三服。

发汗后，水药不得入口为逆。若更发汗，必吐下不止。

所以止用五苓导水，随溉热汤以取汗也。经文之禁明矣。成氏曰：发汗亡阳，则胃中虚冷①。

太阳病，小便利者，以饮水多，必心下悸；小便少者，必苦里急也。

太阳有经病，有腑病。膀胱者，太阳之府。故以小便之利不利辨表里之多寡也。云太阳病，则有表未除也。小便利，则邪未入腑。多与之水，则表邪与之争，故心下悸。其小便少者，则热入其腑，故苦里急。

发汗后，饮水多，必喘，以水灌之亦喘。

上言烦热，消渴，有少少与水及多饮暖水之法。此言内无大热者，多与之水，亦足致喘，以示戒也。喘者，肺气上逆之名。肺主皮毛，发汗后，则腠理开而肺虚，故饮冷形寒皆足伤肺，而致喘逆，所以不宜与水也。

上经七条，论热入太阳之腑利水诸法。

太阳病发汗，汗出不解，其人仍发热，心下悸，头

---

① 发汗亡阳……虚冷：语出成无己《注解伤寒论·辨太阳病脉证并治法》。

眩，身瞤动，振振欲擗地①者，真武汤主之。

此为误服大青龙汤及误服麻黄汤者立救法也。太阳病当汗，乃汗出不解，以汗出太骤，邪不去也。而复有眩悸、振动之候，则是强逼其汗，真阳随汗液欲亡之象也。头眩者，阳虚于上也。筋脉瞤动者，阳虚于经也。欲擗地者，身振摇不宁，似无可置身，思欲擗地而处也。故主以真武，使之坐镇北方，而不令肾中之真水随汗外竭也。真武者，北方司水之神，所以镇龙蛇而不使为妖者也。用附子，回阳气也；用芍药，收阴液也；用白术，所以渗水，使不外溢也；用茯苓，所以利水，使不上涌也；而复用干姜者，为其有未解之邪，故以辛温通阳气于周身也。

喻氏曰：阴证似阳者，欲坐井中，避热就冷也；汗多亡阳者，欲坐土中，避虚就实也。试观婴孩出汗过多，神虚畏怯，振振不宁，尽面猥②入母怀，岂非振振欲擗地之一验耶。从来皆作惊风误治，总由未透伤寒之大关耳。

真武汤方

茯苓　芍药　生姜各三两　白术二两　附子一枚，炮，去皮，破八片

上五味，以水八升，煮取三升，去滓，温服七合，日三服。

太阳病，发汗，遂漏不止，其人恶风，小便难，四肢微急，难以屈伸者，桂枝加附子汤主之。

---

① 振振欲擗地：身体振颤，站立不稳而欲仆倒在地的样子。擗，仆倒之意。

② 猥：据文义，"猥"似作"偎"，义胜。

此为多汗亡阳，更袭外风者立救法也。大发其汗，致阳气不卫，而汗漏不止，遂有如水淋漓之状也。恶风者，腠理大开，为风所袭，故恶之也。小便难者，津液外泄，而不下渗，兼以卫气外脱，而膀胱之气化不行也。四肢微急，难以屈伸者，筋脉无津液荣养，兼以风入而增其劲也。此阳气与阴液两亡，复加外风袭入，与前真武证微细有别，故用桂枝加附子，以固表驱风，而复阳敛汗也。

前真武汤是救亡阳之失，急于回阳。此桂枝加附子汤，是救漏风之失，急于温经，即桂枝汤本方加附子三枚。

上经二条，论发汗后救亡阳漏风法。

发汗后，身疼痛，脉沉迟者，桂枝加芍药生姜各一两人参三两新加汤主之。

此汗后养荣法也。发汗后，身反疼痛，寒邪未尽而津液虚少，不可以荣筋骨也。脉沉迟者，荣血不足也。于桂枝汤加生姜以去邪，白芍以益荣，人参以生津液之不足。曰新加者，明非桂枝旧法也。

发汗后，病不解，反恶寒者，虚故也，芍药甘草附子汤主之。

此汗后补卫兼养荣法也。发汗病解，则不恶寒；表实者，亦不恶寒。今发汗，病不解，且反恶寒，荣卫俱虚也。汗后则荣虚，恶寒则卫虚，以附子之辛温补卫，芍药之酸益荣，甘草之甘调荣卫而和正气。

芍药甘草附子汤方

芍药三两　甘草三两　附子一枚

上三味，以水五升，煮取一升五合，去滓，分温服。

发汗过多，其人叉手自冒心①，心下悸，欲得按者，桂枝甘草汤主之。

此汗后心虚补阳法也。阳受气于胸中，胸中阳气衰微，故叉手冒心，心悸欲得按。与桂枝甘草，固表缓中而调不足之气。

桂枝甘草汤方

桂枝四两　甘草二两

上二味，以水三升，煮取一升，去滓，顿服。

未持脉时，病人叉手自冒心。师因试教令咳而不咳者，此必两耳聋无闻也。所以然者，以重发汗，虚故如此。

此示人推测阳虚之一端也。阳虚耳聋，精气不上通，宜急固其阳，与少阳传经邪盛之耳聋别矣。

病人脉数，数为热，当消谷引食，而反吐者，此以发汗令阳气微，膈气虚。脉乃数也，数为客热，不能消谷，以胃中虚冷，故吐也。

此言汗后脉数，吐食，当责脾胃之阳虚也。阳受气于胸中，发汗外虚阳气，是以气微膈虚。邪热客于中，而脉数也。客热不能消谷，故吐者当责胃中之虚冷，若因其数而投之以清胃之药则左矣。

发汗后，其人脐下悸者，欲作奔豚，茯苓桂枝甘草大枣汤主之。

---

① 叉手自冒心：双手交叉，按捺心胸部位的样子。冒，此为按捺、覆盖之意。

此言汗后降肾气法也。发汗后脐下悸者，心液虚而肾气将动也。肾气欲上奔，故脐下先悸；谓之豚者，以豚畜属水，指肾气也。与桂枝之辛甘固卫气，茯苓之甘淡降肾邪，甘草、大枣之甘扶土而抑肾，乃甘澜之水，则欲其恋于脐，间以降邪而使不急趋下耳。

汗为阴液，每随肾间之元阳以出入。故经皆谓汗多为亡阳。汗出多而心悸、欲擗地者，则以真武坐镇北方之阳。汗出多，脐悸欲作奔豚者，则以茯苓急降逆上之邪。《难经》曰：脐下肾间动气者，人之生命也①。发汗者当宜顾虑及此。

茯苓桂枝甘草大枣汤方

茯苓半斤　桂枝四两　甘草二两，炙　大枣十五枚

上四味，以甘澜水一斗，先煮茯苓，减二升，内诸药，煮取三升，去滓，温服一升，日三服。作甘澜水法，取水二斗，置大盆内，以杓扬之，水上有珠子五六千颗相逐，取用之。

上经六条，论汗后补阴和阳诸救治法。

发汗后，腹胀满者，厚朴生姜甘草半夏人参汤主之。

吐后腹胀，与下后腹胀多为实胀，以邪气乘虚入里为实也。若发汗后，外已解而腹胀满，知非里实之证，由脾胃气虚，痰饮搏结，壅而为满也。以厚朴之苦温泄腹满，人参、甘草之甘平益脾胃，半夏、生姜之辛温散滞气，此汗后治腹中邪气法也。

厚朴生姜甘草半夏人参汤方

厚朴半斤，炙　生姜半斤　半夏洗，半升　甘草炙，二两

---

① 脐下肾间……命也：语出《难经·六十一难》。

人参一两

上五味，以水一斗，煮取三升，去滓，温服一升，日三服。

伤寒，汗出解之后，胃中不和，心下痞硬，干噫食臭①，胁下有水气，腹中雷鸣，下利者，生姜泻心汤主之。

此为汗后未经误下，心中痞硬，水饮搏聚者立治法也。外邪虽解，然必胃气通和，始得脱然无恙。大汗出后，胃中空虚，痰饮搏结，故心中痞硬。中焦不能消谷，故干呕食臭。土弱不能制水饮，故胁下有水气旁溢，腹中雷鸣，而搏击有声，下利而清浊不分也。与生姜、半夏之辛散结气，黄芩、黄连之苦泻痞热，人参、甘草之甘益胃气，乃干姜之辛温则以温胃而治水也。

生姜泻心汤方

生姜四两　甘草　黄芩　人参各三两　半夏半斤，洗
干姜　黄连各一两　大枣十二枚

上八味，以水一斗，煮取六升，去滓再煮，取三升，温服一升，日三服。

未经下而成痞硬，当有未尽之邪，故于泻心汤内君生姜以散之，法用再煮，取其熟而和胃也。

太阳中风，下利呕逆，表解者，乃可攻之。其人漐漐汗出，发作有时，头痛，心下痞硬满，引胁下痛，干呕短气，汗出不恶寒者，此表解里未和也，十枣汤主之。

此为表解后，伏饮内结，干呕痞满者立治法也。下利呕逆，里受

---

① 干噫食臭：即嗳气频且仍带有食物气味。噫，同嗳。

邪矣。邪在里者，可下，然必表解乃可攻之。若其人伏饮在胸胁而不在胃，则所攻之法亦不用硝黄也。汗出染染而不恶寒，表已解也。有时头痛，心下痞硬，至于满引胁下，邪热内蓄，而有伏饮在于胸胁，里未和也。此不当与承气，当与十枣汤，以下热逐饮。辛以散之，芫花之辛以散饮；苦以泄之，甘遂、大戟之苦以泄水；甘者脾之味，大枣之甘益土而胜水，然亦以三物皆峻利，不得不存中气于攻击之中也。

喻氏曰：此证与结胸颇同。但结胸者，邪结于胸，其位高。此在心下及胁，其位卑。然必表解乃可攻之，亦与攻结胸之戒不殊也。药用十枣，亦与陷胸汤相仿，因伤寒下法，多为胃实而设。胃实者，邪热内烁，不得不用硝黄以荡涤之。今证在胸胁而不在胃，则荡涤之药无所用，故取蠲热逐饮于胸胁之间以为下法也。

十枣汤方

芫花　甘遂　大戟各五分　大枣十枚

上三味等分，各别捣为散。以水一升半，先煮大枣肥者十枚，取八合，去滓，内药末。强人服一钱匕，羸人服半钱，温服之，平旦服。若下少，病不除者，明日更服，加半钱，得快下利，糜粥自养。

上经三条，论发汗后痰饮伏结心腹痞满诸治法。

发汗后，不可更行桂枝汤。汗出而喘，无大热者，可与麻黄杏仁甘草石膏汤主之。

此为服麻黄汤后，寒邪未去者立法，以治寒深入肺，发为喘热之病也。既发汗矣，则不宜复用桂枝以除汗。汗既出矣，而喘是寒邪未尽也。若身有大热，则是里证，当用白虎。今日无大热，则是热壅于肺，而为微热也。故以麻黄散邪，石膏除热，杏仁利肺，盖于青龙汤内略减麻黄，去姜、桂耳，亦发散除热之重剂也。

麻黄杏仁甘草石膏汤方

麻黄四两　杏仁五十枚　甘草二两　石膏半斤，绵裹

上四味，以水七升，先煮麻黄，减二升，去上沫，内诸药，煮取二升，去滓，温服一升。

上经一条，论汗后余热未解治法。

发汗后，恶寒者，虚故也。不恶寒但热者，实也，当和胃气，与调胃承气汤。方见阳明。

言汗后有下法，宜辨虚实而用也。汗后恶寒，则为荣卫俱虚，故有芍药、附子收阴固阳之法。汗后不恶寒而但热，则为津干胃实，故有调胃通津之法。然曰当，曰与，则似深有酌量，而不肯妄下以重虚其津也。

太阳病，若吐、若下、若发汗，微烦，小便数，大便因硬者，与小承气汤和之愈。

言汗、吐、下后和里法也。津少热入，故微和之。

上经二条，论伤寒汗后有辨虚实用攻下法。

太阳病不解，热结膀胱，其人如狂，血自下，下者愈。其外不解者，尚未可攻，当先解外；外解已，但少腹急结者，乃可攻之，宜桃核承气汤。

此为中风经邪入腑，热结膀胱者立治法也。太阳风邪不解，随经入腑，故热结膀胱。其人如狂者，瘀热内结，心不安宁，有似于狂也。若血自下，下则热随瘀解矣。然必外证已解，乃可直攻少腹急结之邪。方于调胃承气汤中加桃仁，欲其直达血所也；加桂枝以通血

脉，兼以解太阳随经之邪也。

喻氏曰：桃仁承气汤用桂枝解外，与大柴胡汤解外相似，益见太阳随经之热非桂枝不解耳。

桃核承气汤方

桃仁五十枚，去皮尖　大黄四两　芒硝　桂枝　甘草炙，各二两

上五味，以水七升，煮取二升半，去滓，内芒硝，更上火微沸，下火，先食温服五合，日三服，当微利。

太阳病六七日，表证仍在，脉微而沉，反不结胸，其人发狂者，以热在下焦，少腹当硬满，小便自利者，下血乃愈。所以然者，以太阳随经，瘀热在里故也。抵当汤主之。

此亦为中风热结膀胱者立治法也。脉微而沉，邪结于里也。表证仍在，而反不结胸，太阳随经之邪不结上焦而结下焦也。小便自利，血病而气不病也。此证之重于上条者，上条但曰少腹急结，其人如狂；此直曰少腹硬满，其人发狂也。蓄血而至于硬满，发狂，则热结血燥，桃仁不足以动其瘀，桂枝不足以发其邪，非水蛭、虻虫之毒咸苦寒者合桃仁、大黄为用，不足以直下其瘀热也。水蛭味咸苦寒，虻虫味苦微寒，苦走血，咸胜血也，又二者皆唼血之物，以食血者治血，因其性而为用也。方名抵当，谓病邪之毒与药味之毒适相当也。蛭，音质；虻，音盲。

喻氏曰：邪结于胸，则用陷胸以涤饮。邪结少腹，则用抵当以逐血。设非此一法，则所结之血既不附气而行，更有何药可破其营垒哉？所以一峻攻，斯血去而邪不留，并无藉桂枝分解之力耳。

抵当汤方

水蛭三十枚，熬　　虻虫三十枚，熬，去翅足　　桃仁二十粒，去皮尖　　大黄三两，酒浸

上四味为末，以水五升，煮取三升，去滓，温服一升。不下，再服。

太阳病，身黄，脉沉结，少腹硬，小便不利者，为无血也。小便自利，其人如狂者，血证谛[①]也，抵当汤主之。谛，音帝。

此以小便自利辨其为血证谛，为用抵当者立法也。见血，重证也；抵当，重药也。辨认不清，则有不当用而误用与夫当用而不敢用者矣，故为申明其义。言身黄，脉沉结，少腹硬，三者皆下焦蓄血之证也。然尚与胃热发黄证相近，故当以小便辨之。其少腹满而小便不利者，则为无形之气病，而属茵陈证。其少腹硬而小便自利者，则为有形之血病，而属抵当证无可疑也。世之不敢用抵当者，正由辨之未审耳。

伤寒有热，少腹满，应小便不利，今反利者，为有血也，当下之，不可余药，宜抵当丸。

此言伤寒蓄血用抵当者，宜变汤为丸也。伤寒，阴邪也，至于热而少腹满，则瘀热入里，正与中风同。故亦用抵当也，其变汤为丸者，则与结胸项强似柔痓，用陷胸丸同意。盖汤者，荡也；丸者，缓也。阳邪入下焦者，欲其荡涤之速；阴邪入下焦者，恐荡涤之而未易尽。故凡以和洽其气味，令之缓达下焦，且欲其连滓以服，而无不尽

---

① 谛：证据确实。

之邪也。曰不可余药者，言舍抵当再无他法耳。

抵当丸方

水蛭二十枚，熬　虻虫二十五枚，去翅足，熬　桃仁二十粒，去皮尖　大黄三两，酒浸

上四味，杵，分为四丸，以水一升，煮一丸，取七合服之。晬时当下血，若不下者更服。

上经四条，论热结少腹用桃仁抵当法。

伤寒，发汗已，身目为黄，所以然者，以寒湿在里不解故也，以为不可下也，于寒湿中求之。

此言发黄治法大要也。黄者，湿土之色。发汗已，而身目为黄，以寒湿郁于里而未解也。寒湿在里，而色见于躯壳之表，故不用下法而用解散，以湿蒸为热，本由寒生也。设不知此，而妄行攻下，则湿邪乘虚，陷入阳明中土，身目之黄与水谷相蒸，多致沉痼不解矣。

伤寒，瘀热在里，身必发黄，麻黄连翘赤小豆汤主之。

此以解散治黄法也。寒湿不解，因而瘀热在里，故盦①而为黄。以麻黄、杏仁、姜草之辛甘散其寒，以连翘之苦寒散其热，赤小豆之甘平、梓白皮之苦寒除热而利湿。煎以潦水，取泥湿之类同气相求也。半日则尽，急攻之使不留停也。

麻黄连翘赤小豆汤方

麻黄二两，去节　赤小豆一升　杏仁四十粒，去皮尖　连翘二两，连翘根也　甘草一两，炙　梓白皮一斤，生用　生姜二

----

① 盦：久而蕴郁。

两，切　大枣十二枚

上八味，以潦水一斗，先煮麻黄再沸，去上沫，内诸药，煮取三升，分温三服，半日则尽。

伤寒，身黄，发热者，栀子柏皮汤主之。柏同柏。

此言清解治黄法也。喻氏曰：热已发出于外，自与内瘀不同，正当随热势清解之。前涤热瘀，故用麻黄；此条发热，反不用麻黄者，盖寒湿之证难于得热，热则其势外出而不内入矣。所谓于寒湿中求之，不尽泥伤寒定法也。

栀子柏皮汤方

栀子一十五枚　甘草一两　黄柏二两

上三味，以水四升，煮取一升半，去滓，分温再服。

伤寒七八日，身黄如橘子色，小便不利，腹微满者，茵陈蒿汤主之。

此言驱湿除热法也。伤寒七八日，可下之时也；小便不利，腹微满，可下之证也；兼以黄色鲜明，则为三阳入里之邪无疑。故以茵陈除湿，栀子清热，用大黄以助其驱除。此证之可下者，然亦以除湿为主，而不专取于攻下也。唐氏曰：薰黄，阴黄也。栀子黄，阳黄也。

茵陈蒿汤方

茵陈蒿六两　栀子十四枚，擘　大黄二两

上三味，以水一斗，先煮茵陈，减六升，内二味，煮取三升，去滓，分温三服。小便当利，如皂角汁状，色正赤，一宿腹减，黄从小便出也。

上经四条，论湿热发黄治法。

发黄，为湿邪入胃之证，故旧本附于阳明经后。喻氏以寒湿为太阳表邪，故移置太阳经中。然阳明发黄，惟茵陈蒿汤主之耳，今从喻氏。

太阳误攻第五

误下之变不可胜穷，故太阳以下早为戒，然不能必世之尽良工也。故仲景于误汗、误吐、误下皆有救治方法焉，而于误下尤特致详。学者诚取而细绎之，可得治坏病诸大略矣。

太阳中风，以火劫发汗，邪风被火热，血气流溢，失其常度。两阳相熏灼，其身发黄，阳盛则欲衄，阴虚则小便难。阴阳俱虚竭，身体则枯燥，但头汗出，剂项而还，腹满微喘，口干咽烂，或不大便，久则谵语，甚者至哕，手足躁扰，捻衣摸床。小便利者，其人可治。

此言风邪被火劫汗以成坏证也。风，阳邪也。阳邪伤卫，故用桂枝以解肌，芍药以存阴，此不易之定法也。设不识此，而以火劫出汗，则邪风益以火热，势必血气奔溢失其常行之度，而风火两阳相灼为黄矣。夫阳邪炽盛，则逼血妄行为衄，衄则解矣。而今只欲衄，则是未得解也。阳邪炽盛，则逼阴致虚，阴虚故小便涩难也。阳邪炽盛，则真阳虚而不能领汗，真阴虚而不能得汗，故阴阳俱虚竭，身体枯燥，但头汗出，剂颈而还也。所以头汗出者，阳邪上逼阴津而然也。所以剂颈而还者，阴津枯于阳邪之过也。夫邪以得汗而解，今汗以火劫，止得剂颈，则邪热不解，势必腹满微喘，口干咽烂，便秘谵语，逆哕躁扰，捻衣摸床，种种危恶，皆有火邪内炽真阴，顷刻立尽之象，此非药力所能胜也，必其人小便尚利，阴未尽亡，始得以行驱阳救阴之法耳，噫！亦危矣。

喻氏曰：仲景以小便利一端，辨真阴之亡与未亡最细。盖水出高源，小便利则津液不枯，肺气不绝可知也。肾以膀胱为府，小便利则膀胱之气化行，肾水不绝可知也。

太阳病，一二日，反躁，反熨其背，而大汗出，大热入胃，胃中水竭，躁烦，必发谵语。十余日，振栗自下利者，此为欲解也。故其汗从腰以下不得汗，欲小便不得，反呕，欲失溲，足下恶风，大便硬，小便当数，而反不数，及多，大便已，头卓然而痛，其人足心必热，谷气下流故也。

前言风邪被火之证，此言火熨其背之汗，热气逼于上，阳气不得流通于下也。太阳病止二日，邪方在表，不当躁而反躁，里有热也，此当以麻黄、青龙之属，汗之令其通身和畅，今反用火熨其背，令之大汗，则腰以上之汗虽出，而大热之气入胃矣。火入水竭，故烦躁谵语至于十余日。倘得阴气来复，阳邪下注，则振栗下利，而胃中之邪热解矣。盖熨背所得之汗，止得发于背上，而不得及于腰下。阳气不得下通，故欲小便不得。火气逆于上，故反呕，欲失溲，而足下恶风。津液为火所逼，故大便硬。大便硬者，小便当数，而反不数，及其下利而多，大便已，头乃卓然而痛。卓然者，强硬之貌，气下降而头中之阳虚，汗大出而头中之阴虚，故卓然而痛也。谷气者，阳气也，先阳气不通于下之时，故足下恶风。今阳气得下，故足心下热也。此证之轻于上条者，上条之汗仅剂于颈，此条之汗犹及于腰。然上条是阳邪所中，又周身皆被火逼，是治之大逆者，故几至绝阴不治。此条是寒邪之伤，而仅火熨其背，犹未至大逆，是以十余日后，阴自回而下利也。是知人身前后二阴，皆热邪流通之关，治伤寒者当于此致审焉。

太阳病，以火熏之，不得汗，其人必躁，到经不解，必圊血①，名为火邪。

　　此言火邪逼血而下行者也。用火而不得汗，热无从出，必至袭入阴分而发躁。七日经尽当解，其不解者，必至圊血。申之曰火邪，示人以不当妄用火也。

　　脉浮，宜以汗解，用火灸之，邪无从出，因火而盛，病从腰以下必重而痹，名火逆也。

　　此言外邪因灸上逆者也。邪因火上逆，必不下通阴分，故重而痹。

　　伤寒脉浮，医以火迫劫之，亡阳必惊狂，起卧不安者，桂枝去芍药加蜀漆牡蛎龙骨救逆汤主之。

　　此为用火劫汗致元神飞跃者立救法也。前言太阳中风，以火劫汗，是汗不得出，剂颈而还之变，故急于存阴。此言伤寒，医以火逼，是汗出亡阳之变，故急于挽阳也。汗者，心之液。汗因火逼，则心液失血，而元神飞跃，故惊狂而起卧不安也。龙骨，定心志之惊狂。牡蛎，收汗液之失亡。蜀漆，常山苗也，可以吐胸中飞邪，火气浮越，不得不以是攻之。用桂枝者，一以解亡阳之变，一以去未尽之邪。去芍药者，阳气失亡，当求之于阳，芍药益阴，非亡阳所宜也。为末，欲其治上也，先煮蜀漆熟，以制其毒也。

　　按：龙骨、牡蛎，性皆微寒，亦重以镇怯，涩以固脱之意。误用大青龙致惕瞤亡阳者，镇以真武汤，所以存真阳于肾水之下也。误用火劫，致惊狂亡阳者，镇以龙骨等，所以挽元阳于心君之上也。

桂枝去芍药加蜀漆龙骨牡蛎救逆汤方

　　桂枝　蜀漆洗，去根　生姜各三两　大枣十二枚　牡蛎五

---

　　① 圊（qīng 青）血：便血。圊，排除，排解。

两，熬　龙骨四两　甘草二两，炙

上为末，以水一斗二升，先煮蜀漆，减二升，内诸药，煮取三升，去滓，温服一升。

火逆下之，因烧针烦躁者，桂枝甘草龙骨牡蛎汤主之。

此证之轻于上条者，故其主治亦用轻剂也。因火为逆，则阳不下通，故当以下救之。其有因烧针而烦躁者，则不当用下，仍当用龙骨牡蛎辈也。盖烧针，则火伤其血脉，故人心而烦躁，此虽未至于大汗而有惊狂亡阳之变，而心君不宁，已有烦扰躁乱之证，故与桂枝以解外，与龙骨、牡蛎以安内。

桂枝甘草龙骨牡蛎汤方

桂枝一两　甘草　牡蛎熬　龙骨各二两

上为末，以水五升，煮取二升半，去滓，温服八合，日三服。

太阳伤寒者，加温针，必惊也。

言伤寒宜汗不宜温针也。寒则伤荣，温针欲以攻寒，孰知荣血得之，反引热以内逼，致惊惶而神乱哉。

烧针令其汗，针处被寒，核起而赤者，必发奔豚。气从少腹上冲心者，灸其核上各一壮，与桂枝加桂汤，更加桂二两。

此言烧针被寒救法也。烧针发汗，则惊动心气，针处被寒，则引动肾气，心虚则肾邪欲上乘心，故气从少腹上冲。谓之奔豚者，以北方亥位属豚，故以肾邪象之也。先灸核上以散寒，与桂枝汤倍加桂以伐肾邪。

脉浮热盛，反灸之，此为实。实以虚治，因火而动，必咽燥，唾血。

言火邪逼血致血上行也。脉浮热甚，为表实，医以脉浮为虚，反用火灸，则邪热因火而动，必咽燥、唾血矣。

微数之脉，慎不可灸，因火为邪，则为烦逆，追虚逐实，血散脉中，火气虽微，内攻有力，焦骨伤筋，血难复也。

此言微数之脉不宜用灸以伤血也。脉微而数，虚而有热之征也。此而灸之，则虚者益虚，热者益热，血脉散溢，火邪内攻，不至焦伤筋骨不止矣。凡针灸家皆当识此，不独伤寒宜戒也。

形作伤寒，其脉不弦紧而弱，弱者必渴，被火者必谵语。弱者发热，脉浮，解之当汗出愈。

此言诸弱发热者不宜用火，并不宜大汗也。形作伤寒，谓头痛，身热，似伤寒而脉弱不紧，则非伤寒也。盖脉弱为虚，虚则生热，故必渴，必发热。此而误用火治，则烦躁谵语矣。其弱而浮者，则是微有表也，当解之，然亦微令汗出则愈，不可过散也。经是以有微迟不可发汗之戒，东垣是以有内伤之辨也。

上经十一条，论太阳用火之误。

太阳病，当恶寒发热，今自汗出，不恶寒发热，关上脉细数者，以医吐之过也。一二日吐之者，腹中饥，口不能食；三四日吐之者，不喜糜粥，欲食冷食，朝食暮吐。以医吐之所致也，此为小逆。

此言不用汗而用吐之误也。恶寒，发热，为太阳病。自汗出，不恶寒，为阳明病。本太阳病，医反吐之，则表邪乘虚传入阳明，伤动胃气，而关脉细数矣。病一二日，在表之寒尚未成热，吐之则表寒传胃，故腹中饥而口不能食。病三四日，则在表之邪已传成热，吐之则表热入胃，故不喜糜粥，欲食冷食，朝食暮吐也。朝食暮吐者，晨食入胃，胃弱不能克化，暮而胃气行里，与邪相搏，则胃气反逆也。然吐有发散之义焉，此比之火劫犹为小逆也。

太阳病，吐之，但太阳病，当恶寒，今反不恶寒，不欲近衣，此为吐之内烦也。

吐伤其胃，则邪热入内而烦矣。固知解散为不易之法，慎无开门揖盗也。

上经二条，论太阳误吐之过。

伤寒，脉浮，自汗出，小便数，心烦，微恶寒，脚挛急，反与桂枝汤欲攻其表，此误也。得之便厥，咽中干，烦躁吐逆者，作甘草干姜汤与之，以复其阳。若厥愈足温者，更作芍药甘草汤与之，其脚即伸。若胃气不和，谵语者，少与调胃承气汤。若重发汗，更加烧针者，四逆汤主之。

此明证似桂枝，误用桂枝攻表之失也。脉浮自汗，当是在表之风邪，所谓桂枝证也。而小便数，心烦，则邪又在里；加以微恶寒，则在里又为寒邪；又脚挛急，则以汗出多虚，而加之寒也。阴寒内凝，总无攻表之理，乃用桂枝汤独治其表，不避芍药之中寒，则阳愈虚，阴愈无制，故得之便厥也。咽中干，烦躁吐逆，皆虚阳上逆之象也，与甘草干姜汤复其阳者，即所以散其寒也。故厥愈足温，则不必治寒，且虑前之攻表有伤其阴而足挛不伸，故随用芍药甘草汤以和阴。设胃气不和而谵语，则是胃中津液为辛热所耗也，少与调胃承气汤以和胃而止谵。若多与，则为下而非和矣。此用桂枝误治救法也，设不知此证之不可汗，而或以麻黄辈重发其汗，或用烧针劫其汗，则阳之虚者，必至于亡，甘草干姜不足以复之，必如四逆之用附子，而后可救耳。调胃承气方见阳明，四逆汤方见少阴。

甘草干姜汤方

甘草四两，炙　干姜二两，炮

上二味，以水三升，煮取一升五合，去滓，分温再服。

芍药甘草汤方

白芍药　甘草各四两

上二味，以水三升，煮取一升半，去滓，分温再服。

问曰：证象阳旦，按法治之而增剧，厥逆，咽中干，两胫拘急而谵语。师言：夜半手足当温，两脚当伸，后如师言，何以知之？答曰：寸口脉浮而大，浮则为风，大则为虚，风则生微热，虚则两胫挛。病证象桂枝，因加附子参其间，增桂令汗出，附子温经，亡阳故也。厥逆，咽中干，烦躁，阳明内结，谵语，烦乱，更饮甘草干姜汤，夜半阳气还，两足当热，胫尚微拘急，重与芍药甘草汤，尔乃胫伸，以承气微溏，则止其谵语，故知病可愈。

此申证上文之义也。阳旦，桂枝别名也。凡在清阳之旦，即极燥热时，汗液必为之一清，故桂枝解汗以阳旦名之。盖前证得脉浮大则为风、为虚，风则生热，故汗出心烦，小便数；虚则生寒，故恶风，两胫拘急。此当于桂枝汤加附子以温经，增桂以解肌。经曰"太阳病发汗，遂漏不止，其人恶风，小便难，四肢微急，难以屈伸，桂枝加附子汤主之①"是也。其有治之逆而增剧者，则与甘草干姜汤以复阳，续与芍药甘草以和阴，更与承气汤以令微溏，皆如前法治之不爽也。盖亡阳厥逆，则以救阳为急，而阳明内结，谵语烦乱，皆可置之缓图。俟厥愈足温，而后微和其阴，略除其热，此治病先后之序也。观此而知，太阳初病即有宜用姜附之证，医者幸无胶柱鼓瑟，坐视人毙而不救也。

上经二条，论太阳误汗救治法。

太阳病，未解，脉阴阳俱停，必先振栗汗出而解。但阳脉微者，先汗出而解；但阴脉微者，下之而解。若欲下之，宜调胃承气汤主之。

此以脉匀、脉微辨其欲愈之候，并谓太阳用下不宜大下也。脉至上下匀停，无有偏胜，阴阳和矣，故邪无所容，汗出而解也。必先振栗者，正与邪搏也。凡病振栗汗出，而脉匀和，多是欲愈之候，不必惊讶也。脉以匀停②为欲解，亦以微为邪退。若脉来匀停，但见阳脉微者，必先从汗而解，汗之而邪衰于上，则阳脉微也。但见阴脉微者，必从下而解，下之而邪衰于下，则阴脉微也。若已汗下，而脉尚躁盛，则病又为进，征矣。夫谓由下而解，则是太阳亦有可下之候也，然必见可下而后下之。若欲下之，止宜调胃承气，明无取于大攻下也。

脉浮数者，法当汗出而愈。若下之，身重，心悸者，不可发汗，当自汗出乃解。所以然者，尺中脉微，此里虚，须表里实，津液自和，便自汗出愈。

---

① 太阳病发汗……主之：语出《伤寒论·辨太阳病脉证并治上》。
② 匀停：均匀，适中。

此言下后脉微当俟津液自和，不宜发汗也。浮为表，数为阳，脉浮数者，法当从乎汗解。设经误下，表证未除而身重，荣气不足而心悸，纵脉仍浮数，亦不可复汗，但宜静调，俟汗出乃解耳。盖人身以津液为主，尺脉微则里虚，须表里实而后津液和，乃得汗出也。

凡病，若发汗、若吐、若下、若亡津液，阴阳自和者，必自愈。

此以汗、吐、下后脉和，辨其欲愈也。脉以三部匀停为无病，故汗、吐、下后，阴阳和者自愈，不必过治也。

大下之后，复发汗，小便不利者，亡津液故也。勿治之，得小便利，必自愈。

言下后复汗，有俟津液自回法也。下而复汗，其人已亡津液，若复强责其小便，则愈令膀胱之气不化，有增硬满、喘胀者矣。故宜以不治治之，俟其津液回，必小便利而愈也。

下之后，复发汗，必振寒，脉微细，所以然者，以内外俱虚故也。

此言下后复汗之脉证，以叮咛致戒也。喻氏曰：伤寒原有先汗后下之次第。设下之后，外邪不尽，复不得已而发其汗，则内外俱虚，所伤大矣。故至振寒，脉微细，几濒于危也。良工于汗下之际，已不可无集木临谷①之惧，况以汗下致虚，可再误而犯虚虚之戒乎？

太阳病，先下之，而不愈，因复发汗，此以表里俱虚，其人因致冒，冒家汗出自愈。所以然者，汗出表和故

① 集木临谷：典出《诗经·小雅·小宛》："温温恭人，如集于木；惴惴小心，如临于谷；战战兢兢，如履薄冰。"喻危险恐惧。

也。得里未和，然后复下之。

此明伤寒有冒证汗出自愈，不得认为热入里而妄下也。冒者，正气不足，邪气未散，神识不清，似有物为之蒙冒也。得汗出，表和而邪解矣。得表和而里未和，然后下之。明不得以其冒而认为入里之邪，遂致妄下，亦不得以其冒而认为表之未解，复妄用汗也。

上经六条，论汗、下后有俟其自愈，不得妄汗、下法。

本发汗，而复下之，此为逆也；若先发汗，治不为逆。本先下，而反汗之为逆；若先下之，治不为逆。

此言汗下当有先后缓急，不得倒行逆施，以示禁也。

太阳病，外证未解者，不可下也，下之为逆。欲解外者，宜桂枝汤主之。

明外证未解只宜解肌，不宜轻下，以示禁也。

太阳病，先发汗不解，而复下之，脉浮者不愈。浮为在外，而反下之，故令不愈。今脉浮，故知在外，当须解外则愈，宜桂枝汤主之。

明即已汗下，若不愈而脉浮，仍宜桂枝解肌也。

太阳病，下之微喘者，表未解故也，桂枝加厚朴杏仁汤主之。

言下后微喘，仍宜桂枝解外，而有加厚朴杏子法也。下后大喘，则为里虚，邪气传内，正气将脱也。下后微喘，则为里气上逆，邪犹在表，故仍与桂枝以解外，加厚朴、杏子以降气，即桂枝汤加厚朴二两，杏仁五十枚。

太阳病下之后，其气上冲者，可与桂枝汤，方用前法；若不上冲者，不可与之。

此言表邪之重者，下之而气上冲，仍宜解表，而后可下也。太阳属表，本不当下，乃下之而气上冲，则表邪犹炽，药欲下之，表邪反引之而上也。故仍当以桂枝与之，而后可用下法。若下之而气不上冲，则是表邪已衰，故不可用桂枝也。盖上条微喘，是邪之轻者，故用杏朴降之而已足。此条气上冲，是邪之重者，故解肌后仍当用下法，以为两解也。

下后，不可更行桂枝汤。若汗出而喘，无大热者，可与麻黄杏仁甘草石膏汤。方见前卷。

上为中风误下后表邪未解者立治法，此为伤寒误下后表邪未解者立治法也。本麻黄证而误下之，致寒入肺而喘，故仍用麻黄而不用桂枝，然喘为有寒，汗则有热，故以麻黄杏子加石膏。

由中风之误下而喘，用桂枝加厚朴杏子观之，则知此之用麻黄加石膏亦为伤寒误下而喘也。盖伤风用桂枝，伤寒用麻黄，乃确然不可移易之定法。误下则表证未除，故中风之喘，仍用桂枝加朴杏；伤寒之喘，仍用麻黄加杏膏也。仲景恐人以伤寒已得汗之证，认为中风有汗而误用桂枝，故示为禁焉。

由此之汗出而喘为误下观之，则知前卷之汗出而喘，亦为误汗而喘也。何也？本青龙证，而误用麻黄，则入肺之寒，其内郁而为热者未得疏泄，是以汗出而喘也。乃知桂枝、麻黄、青龙三汤皆有确然之妙用，又合观数条，且可以知治喘之大法也。

上经七条，论汗下先后大法及下后不解仍宜解外法。

服桂枝汤，或下之，仍头项强痛，翕翕发热，无汗，心下满，微痛，小便不利者，桂枝汤去桂加茯苓白术汤主之。

此为误服桂枝汤及误下者立治法也。曰仍头项强痛，发热，无汗，则是原有此证，而今仍未解也。翕翕发热，桂枝证也。无汗，麻黄证也。服桂枝汤，治风而遗其寒，病所以不解也。设更下之，则热邪入里。水饮上逆，而心满微痛，小便不利之证见矣。心下满痛，则恐成结胸。今外证未罢，而心满微痛，小便不利，则是邪热有自入其腑之征也。故与术苓以导里热，姜枣以散表邪，芍药以收误下之阴，不用桂者，为其无汗，不堪再误也。此又五苓两解表里变法也。

桂枝去桂加茯苓白术汤方

即桂枝汤去桂枝加茯苓、白术各三两，小便利则愈。

太阳病，下之后，脉促，胸满者，桂枝去芍药汤主之；若微恶寒者，去芍药方中加附子汤主之。

此言误下脉促，胸满，恶寒治法也。脉来数，时一止复来，曰促。则促为阳盛，而有不足之象焉。因误下脉促，但见胸满，而无下利等证，则阳邪犹盛于阳位，几与结胸同变，而犹未至结胸也。故急以桂枝之辛甘，散太阳之邪；减芍药者，为其酸收而邪不散，且以避中寒也。设微见恶寒，则阳虚已著，而非阳邪上盛之比，故于去芍药方加附子一枚以回阳。盖上条是发热无汗，小便不利者，故于桂枝汤去桂之热。此条是胸满恶寒者，故于桂枝汤去芍药之寒也。

上经二条，论下后解里及救里法。

太阳病，下之，其脉促，不结胸者，此为欲解也。脉浮者，必结胸也。脉紧者，必咽痛。脉弦者，必两胁拘急。脉细数者，头痛未止。脉沉紧者，必欲呕。脉沉滑者，协热利。脉浮滑者，必下血。

此因下后脉促，而广言下后结胸诸脉之变也。下之伤其阴，故脉促亟①，然脉促为阳邪上盛，若不结聚于胸，则阳邪未陷，可勃勃从表出矣，故为欲解也。若下后脉促，而加之浮，则邪气弥漫于阳位，而有结胸之变也。若下后脉紧，则为表邪自入其里而咽痛。盖太阳与少阴为表里，经曰：邪客少阴之络，则咽痛不可内食也②。若下后脉弦，则为邪入半表半里，而两胁拘急。经曰：尺寸俱弦者，少阳受病，少阳脉循胁肋也③。若下后脉细数，则在表之邪未散，而在里之气已伤，故头痛未止也。若下后脉沉紧，则邪已入阴分，必且上冲而作呕。此之欲呕为沉紧，则前之咽痛当为浮紧也。若下后脉沉滑，则阳邪已入里，而主协热下利。若下后脉浮滑，则阳邪正在太阳，扰动其荣，而下血也。经曰：不宜下而下之，诸变不可胜数④。此之谓也。

按：咽痛、胁急、欲呕，当是寒邪入里之变；头痛、热利、下血、当是风邪入里之变。所以然者，脉以浮滑数为阳，沉弦紧为阴也。

病发于阳，而反下之，热入因作结胸；病发于阴，而反下之，因作痞。所以成结胸者，下之太早故也。

言结胸及痞之变皆原于误下也。病发时，邪方在表，而反下之，误矣。阳为热邪，阴为寒邪。结胸言热入，而痞不言寒入者，寒入亦常变为热，故不专言寒也。

太阳病，脉浮而动数，浮则为风，数则为热，动则为痛，数则为虚，头痛发热，微盗汗出，而反恶寒者，表未解也。医反下之，动数变迟，膈内拒痛，胃中空虚，客气

① 促亟：急速。亟，数、疾。
② 邪客少阴……食也：语出《素问·缪刺论》。
③ 尺寸俱弦……肋也：语出《伤寒论·伤寒例》。
④ 不宜下……胜数：语出《伤寒论·伤寒例》。

动膈，短气躁烦，心中懊憹，阳气内陷，心下因硬，则为结胸，大陷胸汤主之。若不结胸，但头汗出，剂颈而还，小便不利，身必发黄也。

此详言结胸脉证而以陷胸主治也。浮、动、数，皆阳脉也，当责邪在表，病见此脉，则为风、为热、为虚。虚故邪持日久，头痛，发热，恶寒，而表终不解。医见不解，而反下之，则动数之脉变迟，而膈中之气与外入之邪相拒而痛矣。盖下则胃虚，胃虚则客邪所陷，足以冲动其膈，膈中为邪所据，则正气不足以息，于是短气躁烦，心中懊憹，不可以宁。凡此皆阳邪内陷所致，故心中硬满而痛，以成结胸也。法用大黄之苦寒荡之，芒硝之咸寒软之，而复以甘遂之苦寒通之者，欲其特达胸间之邪饮，不取于专荡胃中之邪秽也。其有下之而不结胸者，亦必热壅于膈上，自颈以下，不能得汗，并小便不得下通而发身黄也。妄下之变如此。

成氏曰：动数变迟，而浮脉独不变者，以邪结胸中，上焦阳结，脉不得而沉也①。

喻氏曰：动数变迟三十六字，形容结胸之变殆尽。盖动数为欲传之脉；而变迟则力绵势缓，而不能传，且有结而难开之象②。

大陷胸汤方

大黄六两　芒硝一升　甘遂一钱

上三味，以水六升，先煮大黄，取二升，去滓，内芒硝，煮一二沸，内甘遂末，温服一升。得快利，止后服。

---

① 动数变迟……沉也：语出成无己《注解伤寒论·辨太阳病脉证并治法》。

② 动数变迟……之象：语出喻昌《尚论篇·太阳经中篇》。

先煮大黄，取二升，欲其熟而气缓于上也。甘遂止用一钱，以其性峻利，不可多服也。故得快利，便止后服。吴氏曰：人知三物之峻矣，抑知其有起死之功乎？

太阳病，重发汗而复下之，不大便五六日，舌上燥而渴，日晡所小有潮热，从心下至少腹硬满，而痛不可近者，大陷胸汤主之。

此太阳结胸之兼阳明内实者。重汗复下则津液重亡，而邪热内结，故不大便五六日，而舌上燥渴，日晡潮热，小腹硬满，皆兼有阳明也。然自心下至少腹硬满而痛不可近，则阳明又不如此危恶，故以三物从高倾陷之，而后胸胁、肠胃，皆可荡涤无余。若但下肠胃结热，而遗胸上痰饮，则非法矣。

结胸者，项亦强，如柔痓状，下之则和，宜大陷胸丸。

此结胸之邪逼于上者，又变汤为丸以主治也。喻氏曰：项强如柔痓者，胸中邪气紧实，项势常昂，有似柔痓之状也。然痓病身手俱张，此但项强，原非痓也，借此以验胸邪十分紧逼耳。热邪紧逼于上，以大陷胸下之，恐过而不留，即以大陷胸丸下之，又恐滞而不行，故煮而连滓服之，然后与邪相当，而可施战胜攻克之略。观方用硝、黄、甘遂，可谓峻矣，乃更加杏仁、葶苈，以射肺邪而上行，其急煎时，又加白蜜以留恋而润导之，而下行其缓，必识此意，始得用法之妙也。

大陷胸丸方

大黄半斤　葶苈熬　杏仁熬黑　芒硝各半升

上四味，捣筛二味，内杏仁、芒硝，合研如脂，和散，取如弹丸一枚，别捣甘遂末一钱匕，白蜜二合，水二升，煮取一升，温顿服之。一宿乃下，如不下，更服，取下为效，禁如药法。

伤寒六七日，结胸热实，脉沉而紧，心下痛，按之石硬者，大陷胸汤主之。

上言中风误下，热入其胸之变；此言伤寒未解，热入其胸之变也。成氏曰：病在表而下之，热入因作结胸。此不云下后，而云伤寒六七日，则是传里之实热也。沉为在里，紧为里实，以心下痛，按之石硬，是以为结胸，与大陷胸以下结热。

喻氏曰：热实二字，形容结胸之状甚明，见邪热填实于胸，而不散漫也。浮紧主伤寒无汗，沉紧主伤寒结胸，此与中风之阳邪结胸迥别，所以不言浮也。又曰：阳邪误下成结胸，阴邪误下成痞。然中风间有痞证，伤寒间有结胸证，又不可不知①。

伤寒十余日，热结在里，复往来寒热者，与大柴胡汤。但结胸，无大热者，此为水结在胸胁也。但头微汗出者，大陷胸汤主之。大柴胡汤方见少阳。

上言热实内结治宜大陷胸矣，此言热结于里兼有少阳者则不宜陷胸。水结于胸者，虽无大热，犹宜大陷胸也。结胸之证，用陷胸法者，为其外邪与内饮搏结于胸，犹未全入里也。今伤寒十余日，热结在里，而不在胸，加以往来寒热，仍兼半表，则是大柴胡证，而无取于陷胸也。但结胸而无大热，则是水饮内结，其人头有微汗，乃邪结在高，阳气不能下达之，故当与陷胸以下饮也。

结胸证，其脉浮大者，不可下，下之即死。

———————

① 热实二字……不知：语出喻昌《尚论篇·太阳经上篇》

言结胸亦有不可下者，宜审其脉以施治也。结胸，为邪结上焦之分，得寸脉浮，关脉沉或沉紧迟，沉则为在里，可下也。若脉浮大，则表邪正炽，下之是令其结而又结也，故即死。

结胸证具，烦躁者，亦死。

言结胸证全具，又加烦躁，即不下亦死也。外邪之结虽深，犹赖肾中之真阳足以自固，乃汗之、下之，不遗余力，则津液枯竭，而肾中之真阳散乱不宁矣。此如坚敌前逼，中垒内乱，虽欲不亡，得乎？

小结胸病，正在心下，按之则痛，脉浮滑者，小陷胸汤主之。

此言热结未深者又当小治也。小结胸之证在心下，则不似大结胸之高在心上也。按之则痛，比手不可近则较轻也。而脉之浮，又浅于沉。滑，又缓于紧。可见其人外邪陷入原微，但痰饮素盛，挟热邪而内结，所以脉见浮滑也。以半夏之辛散之，黄连之苦泻之，栝蒌实之苦润之，皆所以除热散结于胸中也。先煮栝蒌，分温三服，皆以缓治上之法。

小陷胸汤方

黄连一两　半夏半升　栝蒌实大者一个

上三味，以水六升，先煮栝蒌实，取三升，去滓，内诸药，煮取二升，去滓，分温三服。

病在阳，应以汗解之，反以冷水潠之，若灌之，其热被却不得去，弥更益烦，肉上粟起，意欲饮水，反不渴者，服文蛤散；若不差者，与五苓散。寒实结胸，无热证者，与三物小陷胸汤。白散亦可服。五苓散方见前卷。

此明发热用水灌洗之误，并及寒实结胸治法也。潠，含水喷也。

病在阳，热在表也，用水灌洗，热被水抑，却而不去，则反攻其里而益烦。肉上粟起者，水寒之气客于皮肤也。欲饮水者，里有热也。反不渴者，水寒侵肺也。与文蛤散，以其咸寒能利水饮下行也。若不差，则是水热相搏，欲传于里，与五苓以两解之。若寒实于胸结而不散，致心下硬痛，而无热证可下者，则以小陷胸主之。盖陷胸三物，半夏能散邪涤饮，栝蒌能润肺去结，其不去黄连之苦者，为其始因热不得发而入结也。若恐其寒，则白散可服，白散入肺，贝母能去胸中实，桔梗能利胸胁气，佐以巴豆之温，而熬之使平，则痰邪水饮逆之而下矣。

读此而知结胸有大小之别、寒热之异，不得概用硝黄也。西晋崔行功①云：结胸不瘥者，用枳实理中丸亦治寒实结胸法也。

文蛤散方

文蛤五两

上一味为散，以沸汤和一钱匕，服汤，用五合。

白散方

桔梗　贝母各三分　巴豆一分，去皮心，熬黑，研如脂

上三味，为末，内巴豆，更于臼中杵之，以白饮和服。强人半钱，羸者减之。病在膈上必吐，在膈下必利。不利，进热粥一杯；利过不止，进冷粥一杯。身热，皮粟不解，欲引衣自覆者，若以水潠之、洗之，益令热却不得

---

① 崔行功：北齐恒州井陉人，巨鹿太守伯让之曾孙。行功博学多识，一生留下不少著作，如《崔行功集》60卷，医学著作《崔氏纂要方》10卷等。原文朝代疑有误。

出，当汗而不汗则烦。假令汗出已，腹中痛，与芍药三两，如上法。

末四十九字，似与上文不属。然玩文义，当是用水潠洗，汗不出而烦者。其汗出已，腹中结痛，则与芍药以和其阴。盖腹痛为邪已下膈，加此为治，与上文蛤诸法相表里。

上经十一条，论伤寒结胸诸治法。

问曰：病有结胸，有脏结，其状如何？答曰：按之痛，寸脉浮，关脉沉，名曰结胸也。何谓脏结？曰如结胸状，饮食如故，时时下利，寸脉浮，关脉细小沉紧，名曰脏结。舌上白胎滑者难治。

结胸宜下矣，此言脏结之证与结胸有别，不得妄行攻下也。结胸者，邪结在胸阳之分也；脏结者，邪结在脏阴之分也。邪结于胸，按之则痛；邪结于脐腹之间者，状亦如结胸，按之痛满也。关脉为阴阳之界限，外邪由此下结，积气由此上干，故关脉皆见沉；脏结为邪结于阴，故关脉更见细小紧。所以寸脉皆见浮者，以其因于外感之邪未得解散也。邪不结于胸，故饮食自如。邪结于阴分，故时时下利。舌上有胎，是邪热之结深；舌胎白而滑，是胃上之寒气又盛，故曰难治。谓攻法不可用，而偏热偏寒、偏表偏里之药皆不可用也。

成氏曰：此皆下后邪气入里所致。邪气入里，阳受之则入胸，阴受之则入脏，阴得阳则解，脏结得热多则易治。舌上白胎滑者，邪气结胸中亦寒，故曰难治。

脏结无阳证，不往来寒热，其人反静，舌上胎滑者，不可攻也。

上言舌上白胎滑者难治矣，此更言脏结无热，舌胎滑者必不可如结胸之用攻，以示戒也。成氏曰：脏结，疑于可下。然无阳证，为表无热；不往来寒热，为半表半里无热；其人反静，为里无热。经曰：舌上如胎者，以丹田有热，胸中有寒，故不可攻①。

经于不可攻者言之详矣。谓外不解者尚未可攻，谓下利呕逆不可攻，谓表解乃可攻里。至其所以不攻之治，则未之明言，是以后人无从措手。然经于脏结白胎滑者，止言难治，未尝言不可治也；止言脏结无热，舌胎滑者不可攻，未尝言脏结有热，舌胎不滑者，亦不可攻也。攻之则速其毙，不攻则速其死。意于丹田有热，胸中有寒之证，必有和解其热，温散其寒，俾内邪渐消，外邪渐解者，斯则良工之苦心乎？然经谓：太阳病，下之利止，必作结胸。未止，作协热利。此脏结证云时时下利，则下利正脏结之一证也。经文于腹中痛者，有与芍药法；下利不止者，有葛根芩连汤法、桂枝人参汤法、赤石脂禹余粮汤法、救里四逆汤法，皆可意会其治，而未尝用攻也。

病胁下素有痞，连在脐旁，痛引少腹，入阴筋者，此名脏结，死。

此言脏结之不可治者也。脏结之证为阴邪入里，故腹中拒痛，此当是宿结之邪与新结之邪交结，而不可解者也。痞连脐旁，脾脏结也；痛引少腹，肾脏结也；自胁入阴筋，肝脏结也。三阴之脏俱结，死矣。

上经三条，论脏结与结胸不同，不得用攻法。

脉浮而紧，而复下之，紧反入里，则作痞，按之自濡，但气痞耳。

此明表证误下成痞，又明痞气之濡与结胸硬满不同也。伤寒脉浮而紧，即当散，而不当下。设误下，而邪之紧者反入里，则阴气聚而

① 脏结……可攻：语出成无己《注解伤寒论·辨太阳病脉证并治法》。

成痞矣。然所谓痞者，只是气之痞塞，非若结胸之证有外邪与内饮相搏而硬满也，故按之自濡。

心下痞，按之濡，其脉关上浮者，大黄黄连泻心汤主之。

此言治痞当用苦泻法也。结胸言胸，而痞言心。以结胸有痰饮之搏结于胸，而痞但有邪气之痞塞于心下也。心既痞矣，则当泻心，故以黄连降之，大黄泄之。乃心下痞，按之濡，而脉关上浮，则与结胸热实，寸浮关沉异矣。故但以麻沸汤渍之，须臾绞去滓，略取二黄之气而不取其味也。若渍之久，则味重而降矣。麻沸者，以麻煮之使沸也，麻之质轻，而味薄，故以之治无形气病。

成氏曰：火热受邪，心病生焉。苦，入心；寒，降热①。

大黄黄连泻心汤方

大黄二两　黄连一两

上二味，以麻沸汤二升渍之，须臾绞去滓，分温再服。

伤寒大下后，复发汗，心下痞，恶寒者，表未解也。不可攻痞，当先解表，表解乃可攻痞。解表宜桂枝汤，攻痞宜大黄黄连泻心汤。

言汗下之后心痞、恶寒，宜先解表也。大下之后复发汗，先里后表，颠倒错误矣。痞结心下，证兼恶寒，表邪不为汗衰，即不可更攻痞，当用桂枝解外，外解已，乃可以麻沸汤所渍之二黄略降其痞。

①　火热受邪……降热：语出成无己《注解伤寒论·辨太阳病脉证并治法》。

《内经》曰：从外之内而盛于内者，先治其外，而后治其内也①。

心下痞，而复恶寒，汗出者，附子泻心汤主之。

言痞宜苦降矣，而复有恶寒、汗出者，则宜温中救阳也。盖痞为天地不交，已有阴盛阳微之象，若复恶寒、汗出，则是阴寒于中，阳虚于外也。故以麻沸汤所渍之三黄略倾其痞，而以特煮之附子直救其阳，凡治痞者宜知其寒热互用之法。

附子泻心汤方

大黄二两　黄连　黄芩各一两　附子一枚，炮，去皮

上四味，以附子别煮，取汁。三味以麻沸汤二升渍之，须臾绞去滓，内附子汁，分温再服。

伤寒五六日，呕而发热，柴胡证具，而以他药下之，柴胡证仍在者，复与柴胡汤。此虽已下之，不为逆，必蒸蒸而振，却发热汗出而解。若心下满而硬痛者，此为结胸也，大陷胸汤主之。但满而不痛者，此为痞，柴胡汤不中与之，宜半夏泻心汤。小柴胡汤方见少阳。

前论结胸有阳明之兼证矣，此复论结胸及痞有少阳之兼证也。五六日呕而发热，为少阳之本证，然太阳未罢，亦间有之。属在少阳，则表证已罢，下之犹不为逆。属太阳，下之则有痞结之变矣。治痞用半夏泻心者，即生姜泻心汤减生姜而君半夏也，干姜以温中寒，芩连以泻痞热，人参、甘草、大枣以和阳气。去生姜者，惧其发散而耗卫阳也；推半夏为君者，为此证起于呕，欲其散邪涤饮也。

---

① 从外之内……内也：语见《素问·至真要大论》。

半夏泻心汤方

半夏半升　甘草　黄芩　干姜　人参各三两　黄连一两
大枣十二枚

上七味，以水一斗，煮取六升，去滓，再服，煮取三
升，温服一升，日三服。

此条宜入少阳，为有泻心之法，故编于此。

伤寒中风，医反下之，其人下利日数十行，谷不化，
腹中雷鸣，心下痞硬而满，干呕，心烦不得安。医见心下
痞，谓病不尽，复下之，其痞益甚。此非结热，但以胃中
虚，客气上逆，故使硬也，甘草泻心汤主之。

此为下之复下，胃虚下利，心下痞硬者立泻心法也。以伤寒中风
并言，知伤寒中风，皆有痞结证也。下利完谷，腹鸣呕烦，皆误下而
胃中空虚之变也。设不知此义，以为结热而妄下之，其痞必益甚，故
重以胃中虚，客气上逆，昭揭病因。方用甘草泻心汤，即生姜泻心汤
去生姜、人参而加甘草、干姜也。加甘草、干姜者，以下后胃肠下
利，故君甘草以和之，倍干姜以温之。其去生姜、人参者，以下之既
逆，不敢以生姜再散；以痞且至硬，不敢以人参剧补也。若前之生姜
泻心，则以未经下而成痞硬，恐有未尽之邪云耳。凡用泻心诸汤，皆
当识此加减之法。

甘草泻心汤方

甘草四两　黄芩　干姜各三两　半夏半升　黄连一两
大枣十二枚

上六味，以水一斗，煮取六升，去滓，再服，取三

升，温服一升，日三服。

本以下之，故心下痞，与泻心汤，痞不解，其人渴而口燥烦，小便不利者，五苓散主之。

言下后心痞有用五苓法也。喻氏曰：泻心诸方，开结荡热益虚，可谓备矣。乃服之而痞不解，更加渴而口燥烦，小便不利，则以五苓两解表里。盖其功擅生津润燥，导饮荡热，所以亦得为消痞满之良法也①。

按：下后邪热入胸，则肺气不行，自入其里，则膀胱热炽，故口燥渴而小便不利也。泻心诸汤是从上开涤法，五苓散是从下利导法。

伤寒，发汗、若吐、若下，解后心下痞硬，噫气不除者，旋覆代赭石汤主之。

此言汗、吐、下后胃气上逆治法也。大邪虽解，以曾发汗、吐下，胃气亏弱，虚邪上逆，故心下痞硬，噫气不除。以人参、甘草之甘补胃弱，生姜、半夏之辛散邪饮，以旋覆之咸软痞硬，赭石之重镇虚逆。

旋覆代赭石汤方

旋覆花三两　人参二两　生姜五两　半夏半升　代赭石一两　甘草三两，炙　大枣十二枚

上七味，以水一斗，煮取六升，去滓，再煎取三升，温服一升，日三服。

太阳病，医发汗，遂发热恶寒，因复下之，心下痞，表里俱虚，阴阳气并竭，无阳则阴独，复加烧针，因胸

① 泻心诸方……法也：语出喻昌《尚论篇·太阳经上篇》。

烦，面色青黄，肤瞤者，难治。今色微黄，手足温者，易愈。

言误下成痞，复误烧针当察色辨证而施治也。不识解肌之法而误发汗，势必外虚阳气，邪复不除，而发热恶寒。因复下之，以虚其里，则阴邪上逆，于心下为痞矣。发汗表虚为阳竭，下之里虚为阴竭，胸膈之上，阳气所治也，心下无阳，则阴邪独痞于中，乃加烧针以治痞。虚不胜火，因致胸烦也。伤寒之病，以阳为主。其人面色青黄，肌肉瞤动，是胃中之阳已竭，故难治。若面色微黄，手足温，是胃之阳气得复也，故易愈。

上经九条，论下后气痞救治法。

太阳病，桂枝证，医反下之，利遂不止，脉促者，表未解也，喘而汗出者，葛根黄芩黄连汤主之。

此为误下后邪热入里下利者立治法也。喻氏曰：太阳病，原无里证，但当用桂枝解外。若当用不用，而反下之，则邪热之在太阳者，未入阳明之经已入阳明之腑。所以其脉促急，其汗外越。其气上奔则喘，下奔则泄，故舍桂枝而用葛根，以专主阳明之表，加芩连以清里热，则不治喘，而喘自止，不治利，而利自止。此又太阳两解表里变法也。

葛根黄芩黄连汤方

葛根半斤　甘草　黄芩各二两　黄连三两

上四味，以水八升，先煮葛根，减二升，内诸药，煮取二升，去滓，分温再服。

太阳病，外证未除，而数下之，遂协热而利，利下不止，心下痞硬，表里不解者，桂枝人参汤主之。

此为误下致利，心下痞硬者立救治法也。误下，则致里虚。里虚，则外热乘之变而为利，利不止者，里虚不守也。痞硬者，正虚邪胜，中成痞塞而坚满也。以表未除，故用桂枝以解之；以里适虚，故用理中以和之。此方即理中汤加桂枝，而曰桂枝人参汤者，不欲以里先表也。此治虚痞下利之圣法也。

桂枝人参汤方

桂枝　甘草各四两　白术　人参　干姜各三两

上五味，以水九升，先煮四味，取五升，内桂更煮，取三升，温服一升，日再夜一服。

表证误下，下利不止。喘而汗出者，治以葛根芩连。心下痞硬者，治以桂枝参术。一救其表邪入里之实热，一救其表邪入里之虚热，皆表里两解法也。

太阳病，二三日，不能卧，但欲起，心下必结，脉微弱者，此本有寒分也。反下之，若利止，必作结胸。未止者，四日复下之，此作协热利也。

言表证误下有结胸、热利之变，不可不慎也。太阳病，二三日，邪在表也。不能卧，但欲起，邪气结滞，卧则壅而愈甚也。若脉气微弱，则是寒结心下，法当温散。医见心下结而下之使利，是治之反也。此反治之变，若下后利止，邪气必留而为结胸。若利未止者，必曾于四日复下之，此即上文所谓表证未除，数下之，遂协热而利者也。

伤寒，医下之，续得下利，清谷不止，身疼痛者，急当救里。后身疼痛，清便自调者，急当救表。救里宜四逆汤，救表宜桂枝汤。

此言下后虚寒救解缓急法也。下利清谷者，在里之阳气虚，下之遂益其虚寒，而阳气欲从下脱也。身疼痛者，在表之阴邪盛，下之益重其阴寒也。下后阳微于内，则凶危立至，故急当救里。救里后，身痛便调，是表邪弥漫，里邪已除，故急当救表，以补前此之未及。此四逆、桂枝所以有先后、缓急之不同也。喻氏曰：攻里必须先表后里，必无倒行逆施之法。惟在里之阴寒极盛，恐阳气暴脱，不得不急救其里，俟里证稍定，仍救其表，盖谓救里后再行救表也①。

伤寒服汤药，下利不止，心下痞硬，服泻心汤已，复以他药下之，利不止，医以理中与之，利益甚。理中者，理中焦，此利在下焦，赤石脂禹余粮汤主之。利复不止者，当利其小便。

此言下后利不止，热入下焦者也。汤药者，荡涤之药，即下药也。误下而下利不止，心下痞硬，服泻心汤合法矣。乃复以他药下之，他药则皆荡涤下焦之药，与心下之痞全不相涉。纵痞热微除，而数下之后，关闸尽撤，利无止，反取危困。医用理中温之，原不为过，而利益甚者，明是痞热之气奔逼于下焦，而中焦之温补徒益其热，乱也。《本草》谓赤石脂辛甘酸平，主泄澼下利；禹余粮甘寒，主寒热烦满，漏下赤白二物。皆质重而气寒，得土之气，而有金之用，故可以止下焦之脱，清下焦之热，亦可以镇坠上焦之痰饮，用之殊有奇效也。又不止则利其小便，亦分杀之法耳。

赤石脂禹余粮汤方

赤石脂　禹余粮各一斤，碎

---

① 攻里必须……表也：语出喻昌《尚论篇·太阳经上篇》。

上二味，以水六升，煮取二升，去滓，三服。

上经五条，论下后下利救治法。

伤寒若吐、若下后，心下逆满，气上冲胸，起则头眩，脉沉紧，发汗则动经，身为振振摇者，茯苓桂枝白术甘草汤主之。

此为吐下后胃肠虚竭，津液衰少者立治法也。心下者，胃之分，吐下后胃气虚竭，虚邪上逆，故痰饮逆满，而气上冲也。起则头眩者，胃中之阳虚也。脉沉紧者，虚邪寒饮搏结于里也。设见脉紧，而再发汗以解其外，则津液竭少，而经脉伤动，身有振摇之患矣。盖人身筋脉，赖津液以养，吐之、下之，而津液一伤，更汗之，而津液再伤也。与茯苓以下逆而利耶，白术以安胃而生津，桂枝、甘草又所以和经益阳于不足之中也。

茯苓桂枝白术甘草汤

茯苓四两　桂枝三两　白术　甘草各二两

上四味，以水六升，煮取三升，去滓，分温三服。

发汗，若下之，病仍不解，烦躁者，茯苓四逆汤主之。

此汗下后补虚和阳法也。喻氏曰：汗下不解，转增烦躁，则真阳有欲亡之机，而风寒之邪在所不计。当用茯苓、人参、干姜、附子温补兼行，以安和其欲越之阳，所谓见微知著，默杜其危机也。夫不汗出之烦躁，与发汗后之烦躁，毫厘千里①。不汗出之烦躁，不辨脉而妄投青龙，尚有亡阳之变。则发汗后之烦躁，即不误在药，而已误在

---

①　毫厘千里：谓由于极微小的失误而造成巨大的差错。

汗矣。况下后之烦躁与未下之烦躁亦自不同也①。

茯苓四逆汤方

茯苓六两　人参一两　甘草二两，炙　干姜一两半　附子一枚，生用，去皮，破八片

上五味，以水五升，煮取三升，去滓，温服七合，日三服。

下之后，复发汗，昼日烦躁不得眠，夜而安静，不呕，不渴，无表证，脉沉微，身无大热者，干姜附子汤主之。

此言下后复汗之证，宜复阳救治者也。前言振寒，脉微细，虽未定所主之病，而阳虚之象已晓然。可见设昼日烦躁不得眠，则虚阳扰乱可知矣。其人夜而安静，不呕，不渴，则虚阳扰乱不兼外邪可知矣。无表证，则急当救里。脉沉微，则急当复阳。而复申之以身无大热者，恐外邪袭之而烦躁，辨之不可不审也。辨之既审，则以干姜附子之热顿服之而不疑矣。

成氏曰：阳王于昼，阳欲复，虚不胜邪，邪正交争，故昼日烦躁不得眠。夜，阴王，阳虚不能与之争，故夜则安静，不呕，不渴，里无热也。身无大热，表无热也，无表证而脉沉微，知阳气大虚，阴寒气胜，与干姜附子退阴复阳②。

喻氏曰：即此而推其人日中安静，夜多烦躁，则阳不病而阴病可知矣。然阴病乃伤寒之本证，自有阳邪入阴，及阴气内亏，津液未复

①　汗下不解……不同也：语出喻昌《尚论篇·太阳经上篇》。
②　阳王于昼……复阳：语出成无己《注解伤寒论·辨太阳病脉证并治法》。

之条，故不复互言也①。

干姜附子汤方

干姜一两　附子一枚，生用，去皮，破八片

上二味，以水三升，煮取一升，去滓，顿服。

伤寒，吐下后，发汗，虚烦，脉甚微，八九日心下痞硬，胁下痛，气上冲咽喉，眩冒，经脉动惕者，久而成痿。

此即前茯苓桂枝白术甘草证，而明其增重者久必致痿也。吐、下、复汗，三法并用，津液竭尽矣，故虚烦，脉微。用法不当，正气既微，邪复搏结，故虚邪挟水饮上逆，而心下痞硬，并胁下痛也。逆而不已，则上冲咽喉；又不已，则上冲头目而眩冒。水饮所入，不能营养经脉，徒增胸胁逆满，故四肢不运，久而成痿废也。

上经四条，论汗、吐、下后虚逆烦躁救治法。

发汗、吐下后，虚烦不得眠，若剧者，必反覆颠倒，心中懊㤅，栀子豉汤主之。

言吐、下后虚烦，有涌邪法也。阳受气于胸中，汗、吐、下后，正气不足，邪热乘虚，客于胸中，故谓之虚烦，谓因虚而烦热郁闷也。虚热在胸，故烦不得眠，其甚者则必反覆颠倒而不安，心中懊㤅而不宁。《内经》曰：其高者，因而越之②。栀子苦寒而质轻，故以吐胸中之邪热；香豉甘寒，可以和胃中之虚热，盖黑豆经浸盦以去汁，则轻而上浮，故可佐栀子上涌也。

---

① 即此……互言也：语出喻昌《尚论篇·太阳经下篇》。
② 其高者……越之：语见《素问·阴阳应象大论》。

栀子豉汤方

栀子十四枚　香豉四合

上二味，以水四升，先煮栀子，得二升半，内豉，煮取一升半，去滓，分温二服。温进一服，得吐，止后服。

发汗，若下之，而烦热，胸中窒者，栀子豉汤主之。

伤寒五六日，大下之后，身热不去，胸中结痛者，未欲解也，栀子豉汤主之。

此言下后烦热，有近于痞与结胸者，当审证而用栀子豉也。胸中窒塞，则疑于痞，而烦热则非痞也。故不与泻心，以栀豉苦寒能涌胸中之热窒也。胸中结痛，则疑于结胸，而身热未解，则邪尚未结于里也。故不与陷胸，以栀豉能吐，有发散之义也。

下之，而实热内结，则以陷胸攻之；阴邪内结，则以泻心开之；至虚热上烦，则以栀豉涌之。未经下而胸中多痰，则吐以瓜蒂。已经下而胸中虚烦，则吐以栀豉。圣人于虚实寒热之法，其明且备如此。

若少气者，栀子甘草豉汤主之。若呕者，栀子生姜豉汤主之。

言用栀子豉汤有加减法，而此言其兼补兼散者也。成氏曰：少气者，热伤气也，加甘草以益气。呕者，热烦而气逆也，加生姜以散逆。少气，则气为热搏，散而不收者，甘以补之可也。呕，则气为热搏，逆而不散者，辛以散之可也。

栀子甘草豉汤方即栀子豉汤加甘草二两。

栀子生姜豉汤方即栀子豉汤加生姜五两。

伤寒下后，心烦，腹满，卧起不安者，栀子厚朴汤主之。

此治虚烦兼泄里实法也。下后但腹满而不心烦，则邪气入里为里实。但心烦而不腹满，则邪气在胸为虚烦。既烦且满，而起卧不安，则是邪凑胸腹之间，有无可奈何之象也。故取栀子以快涌其烦，而合厚朴、枳实以泄胸中之满，亦表里两解法也。减香豉者为其满，故欲泄而不欲和也。

栀子厚朴汤方

栀子十四枚　厚朴四两，炙　枳实四枚

上三味，以水三升半，煮取一升半，去滓，分二服，温进一服，得吐，止后服。

伤寒，医以丸药大下之，身热不去，微烦者，栀子干姜汤主之。

此治虚烦兼温中法也。丸药者，巴豆、牵牛之属，丸药大下，徒伤中气，而不能去邪。幸而表热未去，但见微烦，则急以栀子涌其热，干姜温其中，庶误下之邪不至深入也。

栀子干姜汤方

栀子十四枚　干姜二两

上二味，以水三升半，煮取一升半，去滓，分二服，温进一服，得叶，止后服。

凡用栀子汤，病人旧微溏者，不可与服之。

言服栀子亦有禁忌也。病人旧微溏，里虚而寒在也。又服苦寒，则不能上涌，而反添下泄，故禁之。《内经》曰：先泄而后生他病者，必且调之，后乃治其他病①。

上经八条，论下后虚烦用栀子豉汤法。

伤寒八九日，下之，胸满烦惊，小便不利，谵语，一身尽重，不可转侧者，柴胡加龙骨牡蛎汤主之。

此下后邪热内扰，其变有甚于结胸者。伤寒八九日，可下之时也，宜下之而爽慧，乃反增胸满、烦惊、谵语诸变者，热邪在心，而不在胃，下之徒增其扰乱，而无益于心主之危困也。心虚内热之人，益以热邪乘虚内陷，痰饮填塞，故令胸膈满烦，心惊而神乱也。烦与谵语本属胃，此则兼心。小便不利本属津液内竭，此亦兼小肠。一身尽重，不可转侧，又神明内乱，治节不行，百骸无主之明征也。夫邪方在表里，而患害已及神明，故以参苓之甘益心虚，铅丹之重镇心热，龙骨、牡蛎之咸寒定惊烦。痰热在胸，则以柴胡解之。热邪入里则以大黄涤之。乃桂枝之辛温则所以通血脉，而行治节于周身也。不用芩连者，以君主散乱，不宜复铲其微阳也；重用柴胡，贵和解也。

喻氏曰：伤寒虽云传足不传手，其实原无界限。此证手少阴心主为邪所逼，神明内乱，因致谵语无次，较他证谵语之属胃者，相去悬绝。若复以治足经之法治之，必无幸矣。方中药止十一味，用入心者五种，不以为复，且用非常药三种，不以为猛。盖都城②震惊，势必悉力入援，非孤注可图侥幸也。至于痰饮搏膈，最为剥床③者，止用半夏一味。表邪内袭，首发难端者，但从太少之例，用桂枝、柴胡二味。阳邪入阴，最宜急驱者，但用大黄一味。一切治伤寒吃紧之处，

---

① 先泄而……他病：语出《素问·标本病传论》。
② 都城：国都。
③ 剥床：出自《周易·剥》。迫身之祸。

伤寒经注 ——一四六

止从治心诸药之后，此非凡近手眼①所能识也。

柴胡加龙骨牡蛎汤方

柴胡四两　半夏二合　大枣六枚　大黄二两　生姜　桂枝　龙骨　铅丹　牡蛎熬　茯苓　人参各一两半

上十一味，以水八升，煮取四升，内大黄，切如棋子，更煮一二沸，去滓，温服一升。

上经一条，论下后热入心脏救治法。

下而心烦腹满，治以栀、朴，为邪入腹也。下而胸满烦惊，治以龙、牡，为邪入心也。因火劫而致烦惊，治以桂枝、龙、牡，挽心阳之外越也。因下而致烦惊，治以柴胡、龙、牡，解心阳之内塞也。大小陷胸以高下缓急别之，诸泻心汤以寒热虚实辨之，半苓治痰，苓连降逆，栀豉涌虚烦，参附回阳虚，下后大法备于斯矣。

---

① 手眼：比喻本领才识。

阳明攻①下第六 三阳合病附

凡经所谓阳明病，皆里实可下证也。邪已入腑，无所复之，不下奚为？然不可下而下，与可下而不下，其失均也，亦安得下之而恰合机宜②、动中窾会③哉？是故有十余日不解仍宜用下之证，有一二日即宜急下之证，不必计日而语也。然六经皆以胃为大海，阳明入腑而议下，人所知也；太阳、少阳与夫三阴，皆有入腑而议下者，人所不知也，编阳明攻下。

阳明之为病，胃家实也。

此总揭阳明证也。邪传入里，则胃家为实。

问曰：何缘得阳明病？答曰：太阳病，发汗，若下，若利小便，此亡津液，胃中干燥，因转属阳明。不更衣，内实，大便难者，此名阳明也。

言阳明胃实由于汗利过多，津液干燥也。不更衣，不大便也，古人登厕必更衣。

脉阳微而汗出少者，为自和也。汗出多者，为太过。阳脉实，因发其汗，出多者，亦为太过。太过为阳绝于里，亡津液，大便因硬也。

申明汗多因致便硬也。阳微者，中风之邪欲去，而寸微缓也。寸微、汗出少，为自和；若汗自多，则为太过。阳脉实者，伤寒之脉寸

---

① 攻：原作"误"。据本书《重订伤寒经注序》改。
② 机宜：病机要点。
③ 窾（kuǎn 款）会：要害，关键。

紧实也。寸实而发其汗太多，亦为太过。盖汗太过，则肾中之阳外越，而津液亡失，此大便所由硬也。是以良工于发汗时，早顾虑及此。

本太阳病，初得时发其汗，汗先出不彻，因转属阳明也。

上言阳明病因于汗出太过，此言阳明病亦有因于汗出不彻者也。汗不通彻，则未得如法，而邪不服，因转入里。

问曰：阳明病外证云何？答曰：身热，汗自出，不恶寒，反恶热也。

言阳明腑病，外有身热汗出，不恶寒，反恶热之见证也。成氏曰：邪在表，则身热汗出而恶寒。邪既入腑，则表证已罢，故不恶寒，但身热汗出而恶热也。

问曰：病有得之一日，不发热而恶寒者，何也？答曰：虽得之一日，恶寒将自罢，即自汗出而恶热也。

此言邪入阳明，则表证自罢也。身热汗出，为阳明病。病已传阳明一日，不见发热，而犹恶寒，是表邪未解也。然虽得之一日，而恶寒其将自罢，则必汗出而恶热，以属阳明也。若久而不罢，则又不谓之阳明矣。

问曰：恶寒何故自罢？答曰：阳明居中土也，万物所归，无所复传，始虽恶寒，二日自止，此为阳明病也。

言邪入阳明之腑则恶寒自罢，不复再传也。胃为中土，十二经之所归，既传于胃之里，则不复在于经之表，故恶寒自止，以为阳明病。

成氏曰：胃为水谷之海，主养四旁。四旁有病，皆能传入于胃，入胃则更不复传。如太阳传之入胃，则更不传阳明；阳明传之入胃，则更不传少阳；少阳传之入胃，则更不传三阴。

伤寒转系阳明者，其人濈濈然微汗出也。

此以濈濈微汗辨其为阳明证也。濈濈者，肌肉开而微汗不干之貌。有太阳证而汗出，为太阳中风。无太阳证，但发热微汗出，为转属阳明。

伤寒，发热无汗，呕不能食，而反汗出濈濈然者，是转属阳明也。

申明濈濈微汗为邪传阳明也。发热无汗，寒在表也；呕不能食，寒在膈上也，是为太阳受病。今反濈濈汗出，则证已转属阳明矣。

伤寒三日，阳明脉大。

辨阳明入腑之脉也。兼太阳则浮紧，兼少阳则弦，热正传阳明，故脉大也。

按：叔和《序例》云：尺寸俱长者，阳明受病，当二三日发。长字与经文不合，并与《内经》不合。

阳明欲解时，从申至戌上。

言阳明王于申酉戌也。

按：三阳解时，虽是乘经气之王，亦是从经邪之衰。经气至其时而王，邪气至其时而衰矣。三阴亦然。

上经九条，论阳明胃实脉证之辨。

阳明病，本自汗出，医更重发汗，病已差，尚微烦不了了者，此大便必硬故也。以亡津液，胃中干燥，故令大便硬。当问其小便日几行，若本小便日三四行，今日再行，故知大便不久出。今为小便数少，以津液当还入胃中，故知不久必大便也。重，平声。

此言汗后大便硬，有俟其自便之法，不宜妄下以伤胃气也。

阳明病，自汗出，若发汗，小便利者，此为津液内竭，虽硬不可攻之，当须自欲大便，宜蜜煎导而通之。若土瓜根及与大猪胆汁，皆可为导。

此言津液内竭有导通之法，不宜妄攻以再伤津液也。小便自利则内无实热，故须其自便。蜜煎以导其燥，土瓜根、猪胆汁皆寒而润也。

蜜煎导方

蜜七合，内铜器中，微火煎之，稍凝似饴状，搅之勿令焦着，欲可丸，以冷水摩手，捻作挺，令头锐，大如指，长二寸许。当热时急作，冷则硬。以内谷道中，以手急抱，欲大便时乃去之。

猪胆汁方

大猪胆一枚，泻汁，和醋少许，以灌谷道中，如一食顷，当大便出。

上经二条，论阳明有俟其自下及导之使下法。

太阳病三日，发汗不解，蒸蒸发热者，属胃也，调胃承气汤主之。

言汗后蒸蒸不解，宜用承气调胃也。蒸蒸者，热势自内腾外，若蒸炊之热也。其热蒸蒸，则必其汗溅溅矣，此胃热之验。故用硝、黄、甘草以调胃，不用大小承气者，为其无实物硬满也。

伤寒吐后，腹胀满者，与调胃承气汤。

言吐后腹胀满宜调胃也。热在上焦则吐。吐后腹胀满，则邪不在胸，其为里实可知。然但腹满而不硬痛，自不宜用急下之法，但与调胃承气和其胃热耳。《内经》曰：诸胀腹大，皆属于热也。

阳明病，不吐，不下，心烦者，可与调胃承气汤。

言未经吐下而心烦，为胃热也。曰：阳明病，则有身热，汗出，脉大证也。吐下后心烦，为虚烦。今未经吐下而心烦，则为胃中热炽，故可与调胃承气以和胃而全津液也。

调胃承气汤方

大黄四两，去皮，酒浸　甘草二两，炙　芒硝半斤

上三味，以水三升，煮取一升，去滓，内芒硝，更上火微煮令沸，少少温服。

上经三条，论热入里用调胃承气法。

太阳篇云：发汗后，不恶寒，但恶热者，实也，当和胃气，与调胃承气汤。胃气不和，谵语者，少与调胃承气。阴脉微者，下之而解，宜调胃承气主之。过经不解，谵语者，以有热也，调胃承气汤主之。过经十余日，胸中痛，大便反溏，微满微烦，先此时自极吐下者，与调胃承气汤。合此三条观之，则知调胃承气为调和胃热之药，而非若大小承气之用枳朴以下硬满也。陶氏、吴氏上中下三焦之说，似不其然，学者详之。

阳明病，脉迟，虽汗出，不恶寒者，其身必重，短气，腹满而喘，有潮热者，此外欲解，可攻里也。手足濈然而汗出者，此大便已硬也，大承气汤主之。若汗多，微发热恶寒者，外未解也，其热不潮，未可与承气汤。若腹大满不通者，可与小承气汤微和胃气，勿令大泄下。

言外证已解，法当审其潮热硬满而用大小承气也。脉迟则阳邪未

盛，故虽汗出，不恶寒，其身必重，必短气，必腹满而喘，邪不遽入腑也。惟日晡潮热，则外证已解，里证已具之候矣，故可攻里。然必审其大便已硬，以手足濈然汗出为验，而后可用大承气。盖津液足而热蒸之，则周身汗出为验，而后可用大承气。津液燥而热蒸之，则止手足汗出也。若汗出仍微发热恶寒，而非潮热，则为表邪未解，而未可用承气。盖发热恶寒是表邪未解；潮热是里实作热，作于申酉戌时者也。若其热未潮，而腹大满不通，不得已而用承气，则以小承气微和其胃，不得大攻下也。总为一脉迟，故慎重如此。

阳明病，潮热，大便微硬者，可与大承气；不硬者，不可与之。若不大便六七日，恐有燥屎。欲知之法，少与小承气汤，汤入腹中，转失气者，此有燥屎者，乃可攻之。若不转失气者，此但初头硬，后必溏，不可攻之，攻之必胀满不能食也。欲饮水者，与水则哕。其后发热者，必大便复硬而少也，以小承气汤和之。不转失气者，慎不可攻也。

言用大承气当先试以小承气也。转失气者，腹中转动出后气也。腹中之气得攻药，不为转动，则属虚寒，所以误攻而证变胀满不能食也。欲饮水者，胃中干燥也，与水则哕，则胃以攻受伤。乃其后又复发热，则大便必硬而少，盖热复而不至甚燥者也，当以小承气和之。若不转失气，则慎不可攻矣。

上条曰外欲解可攻里，曰外未解未可与承气，曰可与小承气微和胃气，勿令大泄下。此条曰可与曰不可与，曰乃可攻之不可攻之，曰少与小承气，曰以小承气和之，慎不可攻，多少商量慎重之意。故惟手足濈然汗出，大便燥硬者，始主之以大承气。若小承气，犹是微和胃气之法也。后之三一承气，吾惑矣！

小承气汤方

大黄四两　厚朴二两，炙，去皮　枳实三枚大者，炙

上三味，以水四升，煮取一升二合，去滓，分温二服。初服汤，当更衣。不尔者，尽饮之。若更衣者，勿服。煮取一升二合，取其热而气缓也。

大承气汤方

大黄四两，酒洗　厚朴半斤，炙，去皮　枳实五枚，炙　芒硝三合

上四味，以水一斗，先煮二物，取五升，去滓，内大黄，煮取二升，去滓，内芒硝，更上火微一二沸，分温再服。得下，余勿服。

厚朴苦温以去痞，枳实苦寒以泄满，大黄苦寒以泄实去热，芒硝咸寒以润燥软坚。病大而以小攻之，则邪气不服；病小而以大攻之，则过伤正气。然不及犹可再攻，过则不能复救也。

成氏曰：大热结硬者，与大承气；小热微结硬者，与小承气；以其热不甚，故小承气去芒硝；又以结不至坚，故多减枳实、厚朴也①。

王氏曰：酒浸与酒洗不同。浸久于洗，得酒气为多，故调胃承气用之引于至高之分，而入太阳经。洗轻于浸，得酒气少，故大承气用之微升其走下之性，而治正阳阳明。

调胃承气，大黄用酒浸，大承气，大黄用酒洗，皆为芒硝之咸寒而以酒升之。若小承气不用芒硝，则亦不事酒浸洗矣。

---

① 大热结硬……厚朴也：语出成无己《注解伤寒论·辨阳明病脉证并治法》。

得病二三日，脉弱，无太阳柴胡证，烦躁，心下硬，至四五日，虽能食，以小承气少少与，微和之，令小安。至六日，与承气汤一升。若不大便六七日，小便少者，虽不能食，但初头硬，后必溏，未定成硬，攻之必溏。须小便利，屎定硬，乃可攻之，宜大承气汤。

此言脉弱者有少与承气法，小便少者无必攻法也。二三日，阳明受病时也，既无太阳、少阳证，则烦躁心下硬，正属阳明之可下无疑矣。乃其人脉弱，虽是能食，止可以小承气少少与和胃气，俟六日再以小承气稍稍多进，总因脉弱，故尔迟徊也。若其人不大便已六七日，似乎胃实，乃小便复少，正恐胃弱之人膀胱之气不化，转渗大肠，其便必初硬后溏。故必小便利，屎定硬，乃可攻之。若屎定硬，则宜大承气矣。

喻氏曰：能食者，疑于胃强。前云虽能食，言不可以为胃强而轻下也。经云反不能食者，胃中必有燥屎。后云虽不能食，言不可以为胃有燥屎而轻下也①。

上经三条，论潮热便硬用大小承气法。

病人不大便五六日，绕脐痛，烦躁，发作有时者，此有燥屎，故使不大便也。

此言燥屎之候也。绕脐痛，则当胃之下口。烦躁，发作有时，则胃气不得下通也。

病人小便不利，大便乍难乍易，时有微热，喘冒不能卧者，有燥屎也，宜大承气汤。

此亦燥屎之候也。小便利，则大便硬。此以热结燥屎，故小便不

① 能食者……下也：语出喻昌《尚论篇·阳明经上篇》。

利，而大便乍难乍易也。燥屎在胃，故时有微热，喘冒而不得卧。夫病至于喘冒不得卧，非急下其燥屎，无以令之稍安也。

前云小便数少者不久必大便，又云小便少者未定成硬，不可攻之，皆为病差脉弱、便硬者言也。此喘冒不能卧，为有燥屎，并小便不利，是津液干燥也，故用攻法。

大下后，六七日不大便，烦不解，腹满痛者，此有燥屎也。所以然者，本有宿食故也。宜大承气汤。

此亦辨燥屎之候也。大下之后，宜乎病解矣，乃复六七日不大便，烦不解，而腹满痛，此必有燥屎未下而然，盖宿食经热为之结硬也。

阳明病下之，心中懊憹而烦，胃中有燥屎者，可攻。腹微满，初头硬，后必溏，不可攻之。若有燥屎者，宜大承气汤。

言有燥屎，即可大攻下也。下后心中懊憹而烦者，虚烦也，当与栀子豉汤。若胃有燥屎，则非虚烦，故可攻。腹不甚满，则无必攻之法。有燥屎，则非先硬后溏者也，故可攻。

喻氏曰：若有燥屎者，俱指试其转失气及绕脐痛，腹满痛，小便不利，烦躁，时有微热，喘冒不能卧诸证言也①。

上经四条，论燥屎可攻之法。

按：便硬与燥屎亦不同。便硬者，大便实满而硬；燥屎者，胃中宿食因胃热而结为燥黑之屎也。故便硬犹有用小承气者，若燥屎则无不用芒硝之咸寒也。

阳明病，谵语，发潮热，脉滑而疾者，小承气汤主

① 若有……言也：语出喻昌《尚论篇·阳明经上篇》。

之。因与承气汤一升，腹中转失气者，更服一升。若不转失气，勿更与之。明日不大便，脉反微涩者，里虚也，为难治，不可更与承气也。

言阳明谵语用小承气汤法也。谵语者，胃热乘心，谬妄而语也。谵语，潮热，脉滑疾，可下无疑矣。然滑疾则犹未沉实也，故止以小承气一升微和之。必审其有燥屎，而后更与一升也。至明日不大便，脉且微涩，则为虚热发谵之证，而难于治者也，岂可更与承气？

阳明病，其人多汗，以津液外出，胃中燥，大便必硬，硬则谵语，小承气汤主之。若一服谵语止，更莫复服。

此言谵语因于多汗也。止后服，恐重亡津液也。

伤寒四五日，脉沉而喘满，沉为在里，而反发其汗，津液越出，大便为难，表虚里实，久则谵语。

此言谵语因于误汗也。里实胃燥，便硬也。

汗出语谵者，以有燥屎在胃中，此为风也，须下之，过经乃可下之。下之若早，语必乱，此表虚里实故也。下之则愈，宜大承气汤。

此言谵语不当下早也。既出汗矣，而谵语，则必有燥屎在胃，此当属风。风为阳邪，故入胃，阳邪入里，故谵语。然须六七日乃可下之。下之早，则风邪未解于表，尽入于里，里邪燥实，语言更乱也。此于法仍当用下，而非小汤多能胜矣。

阳明病，谵语，有潮热，反不能食者，胃中必有燥屎五六枚也。若能食者，但硬耳，宜大承气汤下之。

此言谵语有燥屎，当以不能食为验也。有燥屎则胃热结塞，故不能食。若能食，则胃热未结，故但硬耳。

前云必大便硬而少，此云有燥屎五六枚，多少之不同，承气之大小所由别也。

二阳并病，太阳证罢，但发潮热，手足漐漐汗出，大便难而谵语者，下之则愈，宜大承气汤。

此言热并阳明而谵语，宜用大承气也。并病者，一经证多，一经证少，有归并之势也。太阳证罢，而归并阳明，但手足漐漐汗出，是大便硬。已硬也，与大承气以下胃热。

伤寒若吐若下后不解，不大便五六日，上至十余日，日晡所发潮热，不恶寒，独语如见鬼状。若剧者，发则不识人，循衣摸床，惕而不安，微喘直视，脉弦者生，涩者死。微者，但发热语谵者，大承气主之。若一服利，止后服。

此言热归阳明谵语之势重者，而详其微剧死生之候也。若吐、若下，皆伤胃气，故津液亡而邪热内结也。五六日至十余日不大便，日晡所发潮热，不恶寒，至独语如见鬼状，皆谵语之热重者也。其剧者，热甚于内，至正气昏冒而不识人。其手循衣摸床，其筋脉动惕不安，其气微喘，其目直视，五者皆证之至危恶者也，故辨其死生以决之。成氏曰：伤寒，阴胜而阳绝者死，阳胜而阴绝者亦死。阳热虽剧，脉弦，知阴未绝而犹可生。若脉涩，则阴绝而不可治矣。其微而未至于剧者，但发热谵语，可与大承气以下胃热。以热未剧，故一服利，止后服也①。

喘则气欲上脱。微喘者，邪实于内，而又不能大喘也。不识人，循衣摸床，心欲绝也。动惕不安，肝欲绝也。微喘，肺欲绝也。直

---

① 伤寒……服也：语出《注解伤寒论·辨阳明病脉证并治法》。

视，肾欲绝也。《内经》所谓三阴三阳、五脏六腑皆受病，荣卫不行，脏腑不通也，故脉涩死①。

前云脉滑而疾者小承气主之，脉微涩者里虚也，不可更与承气。此云脉弦者生，脉涩者死。后又云脉短者死。可以知潮热谵语脉法矣。

楼全善②治循衣摸床，每以补益得愈，亦因其脉证之不足也。刘守真每以承气治热病，法虽祖于仲景，而辨证则未能如此详悉也，故开后人鲁莽之端。

夫实则谵语，虚则郑声。郑声，重语也。

谵语、郑声有虚实之别，不可不辨也。谵语者，谓言之威严可畏也，又作谵，谓妄有瞻见而言也。斯皆胃中热盛，上冒于心神。谵，昏乱而然，故曰实。郑声者，郑重其声，气将脱而言不足之貌，或不易发言，或一言而谆谆不已，故曰虚。

王海藏、楼全善诸人，每用参、芪、归、术治谵妄而愈，盖郑声之属也。

直视，谵语，喘满者，死。下利者，亦死。

言谵语有死证，不可不知也。谵语，为心热亢极。直视，则肾水垂绝。喘满，则邪实于内，而正气从上脱。下利，则邪实于内，而正气从下脱。故皆主死也。

发汗多，若重发汗者，亡其阳。谵语，脉短者，死；脉自和者，不死。

前言谵语之剧者，脉涩则死矣。此言谵语之因于多汗亡阳者，脉

---

① 三阴三阳……脉涩死：语出《素问·热论》。

② 楼全善：楼英，一名公爽，字全善，号全斋，明代著名医家。著有《医学纲目》40卷、《内经运气类注》4卷等。

短则死也。《内经》曰：长则气治。以知短者，阳气不足之脉也。人身真阳，随汗液亡失，则所存者阴耳，故短为阳绝也。越人曰：脉上不至关，为阳绝。

前文是言阳盛之谵语，此条是言阴盛之谵语。戴氏曰：谵语、郑声本不难辨，但阳盛里实，与阴盛格阳，皆能妄语，须兼他证之用四逆、理中辈也。

上经十条，论攻治谵语法。

阳明病，发热，汗多者，急下之，宜大承气汤。

言胃实发热汗多者宜急下也。曰阳明病，则有胃实证也。乃发热蒸蒸，汗液随热势腾达而不可已，非急下无以救津液之外越也。

前云发汗不解，蒸蒸发热者属胃也，调胃承气主之，是微以调胃和其热也。此云发热汗多者急下之，是急以承气救其汗也。故用剂有轻重缓急之不同。

发汗不解，腹满痛者，急下之，宜大承气汤。

言满痛宜下也。既发汗矣，而不解，至腹满而痛，是里邪已急也，故宜急下之。

腹满不减，减不足言，当下之，宜大承气汤。

言大满宜下也。腹满而略不减，即小有所减，亦不足以宽其急，所谓大满大实也，故宜急下。

伤寒六七日，目中不了了，睛不和①，无表里证，大便难，身微热者，此为实也。急下之，宜大承气汤。

此言目不明了宜急下也。阳明之脉络于目，而诸脉皆属于目。伤寒六七日，热入里之时也，目中不了了，睛不和，邪热内甚，上熏于

① 睛不和：谓眼球转动不灵活。

目，而水液欲枯也。无表里证，谓身无大热也。无里证，谓止大便难，而无硬满之急也。无表里证，似乎不急，而实热上逼则急矣。《针经》曰：热病目不明，热不已者，死①。故知目睛不明为最危恶之证也，宜急下以救将绝之阴。

喻氏曰：少阴有急下三法以救肾水，一本经水竭，一木邪涌水，一土邪凌水。而阳明亦有急下三法以救津液，一汗多津越于外，一腹满津结于内，一目睛不慧，津枯于中。合两经下法，以观病情生理，觉身在冰壶②，腹饮上池③矣。

上经四条，论阳明急下法。

跌阳脉浮而涩，浮则胃气强，涩则小便数。浮涩相搏，大便则难，其脾为约，麻仁丸主之。

言胃脉浮涩不可大攻，有用麻仁润法也。跌阳，胃脉也，在足跗上，动脉应手。浮则阳盛而胃强，涩则阴津少而小便数。脾主为胃行其津液者也，胃强则脾燥，不能为胃布其津液，是脾之约其食物，如一二弹丸者。此不当下，当以麻仁丸润之。方用小承气足下其结，麻子、杏仁足润其燥，芍药又足致其阴液也。

按：小便数与小便利有别。利是如常而长，数则里热而频下也。脾约之证，当在太阳，所谓太阳阳明也。此是汗、吐、下后，津液衰少，或平素胃热燥结之人，感受风寒，邪未入胃，胃已先实者，不得不变下例而小润之，以通秘也。

---

① 热病……者死：语见《灵枢·热病篇》。
② 冰壶：比喻清纯透彻。
③ 上池：喻指医术高明。《史记·扁鹊传》："饮是以上池之水，三十日当知物矣。"

麻仁丸方

麻子仁二升　芍药半斤　枳实半斤，炙　大黄一斤，去皮
厚朴一斤，炙，去皮　杏仁一斤，去皮尖熬，别作脂

上六味，为末，炼蜜为丸，桐子大，饮服十丸，日三
服。渐加，以知为度。

脉浮而芤，浮为阳，芤为阴，浮芤相搏，胃气生热，
其阳则绝。

因上文言浮涩之脉宜用麻仁。而言脉有浮芤者，则阳浮于外，津
虚于中，此其胃气生热，不得大便，是汗出多而阳绝于里者，又不得
易言攻下也。

上经二条，论浮涩、浮芤之脉不得用大攻下法。

问曰：病有太阳阳明，有正阳阳明，有少阳阳明，何
谓也？答曰：太阳阳明者，脾约是也；正阳阳明者，胃家
实是也；少阳阳明者，发汗利小便已，胃中燥烦实，大便
难者是也。

言三阳皆有入于胃腑证也。阳明为水谷之海，中土为万物所归，
故三阳经皆足入其腑。邪自太阳传入胃腑者，谓之太阳阳明。经所谓
太阳病若吐、若下、若发汗后，微烦，小便数，大便因硬，盖是脾之
敛约者，不得不用小承气微和及麻仁丸小润也。邪自阳明经正传入胃
腑者，谓之正阳阳明。经所谓发热，发汗，胃中燥硬，谵语诸证，盖
是胃之邪实者，不得不用承气攻下也。邪自少阳传入胃腑者，谓之少
阳阳明。经所谓少阳不可发汗，发汗则谵语，此属胃者，不得不以下
和其津液也。若三阳表证未除，则阳明正治之法，又不可用矣。

伤寒，脉浮而缓，手足自温者，是为系在太阴。太阴

者，身当发黄。若小便自利者，不能发黄。至七八日，大便硬者，为阳明病也。

此言太阴经转入阳明胃腑者也。浮缓，中风表邪也。然缓亦脾脉也，脾主四肢，若脉浮缓，无汗出表证，而手足自温，是为邪在太阴。盖邪在三阳则手足热，邪在三阴则手足冷。今手足自温，是知系在太阴也。太阴，土也，为邪蒸之，则色见于外，当发身黄。若小便自利，则热不内蓄，不能发黄。然小便既行，则大便多燥。若七八日，大便硬者，是太阴转入阳明而成胃实，可下证也。

太阴与阳明表里，故亦转入阳明，然不独太阴也。少阴篇曰：少阴病，六七日不大便者，急下之，是少阴阳明也。厥阴篇曰：下利谵语者，有燥屎也，宜小承气汤，是厥阴阳明也。少阳篇曰：服柴胡汤已，渴者属阳明也，以法治之，是又少阳阳明也。故证属可下，则六经皆有下法；证属不可下，则阳明亦无必下法也。

上经二条，论各经转阳明证。

阳明表散第七

阳明有腑证，有经证。经证维何所谓？身热者即见于太阳证中，若有太阳之头项痛，腰脊强，而更身热，目痛，鼻干，则为太阳阳明合病。若病已归并阳明之胃实，身热自汗出，而仍恶寒，或已归并阳明之胃实，身热而仍无汗，喘呕则为太阳证未解，是皆宜治表而不宜治里者也。然有在经之寒，亦有在经之热，有入腑之热，亦有入腑之寒。热入腑者，前篇所论胃实可下者是也。寒入腑者，篇中所论能食不能食者是也。予故汇而次①之，俾人知阳明有经证，不得妄攻下；阳明有腑寒，亦不得妄攻下也。

阳明病，脉浮而紧者，必潮热，发作有时；但浮者，必盗汗出。

言潮热、自汗，有风寒之别也。潮热，自汗，皆阳明证也。然脉浮而紧者，则自伤寒传来。寒未得解则入里而发为潮热，盖发于申酉时者是也。若脉但浮者，则自中风传来。热未得解，则必自汗。盗汗者，言虽在睡中亦汗也。阳明证而见此脉，其不得妄攻下可知矣。

二阳并病，太阳初得病时，发其汗，汗先出不彻，因转属阳明，续自微汗出，不恶寒。若太阳病证不罢者，不可下，下之为逆，如此可小发汗。设面色缘缘正赤者，阳气怫郁在表，当解之熏之。若发汗不彻，不足言阳气怫郁

---

① 次：编排。

不得越，当汗不汗，其人躁烦，不知痛处，乍在腹中，乍在四肢，按之不可得，其人短气，但坐以①汗出不彻故也，更发汗则愈。何以知汗出不彻？以脉涩故知也。

言并病入阳明，汗出不彻者仍宜发汗也。太阳初得寒时，汗出如法，则邪去而病不传矣。惟汗出不彻，邪未得解，是以并入阳明，有微汗、不恶寒证也。证入阳明，似乎当下，设太阳之邪未尽，则下之为逆，谓其有结胸、下利诸变也。设面色缘缘正赤，则阳气怫郁，全未解散，当解之、熏之，以发其邪，又非小发汗所能胜矣。若止是发汗不彻，则小汗之已足，不足言阳气怫郁不得越也。盖当汗不汗，则阳气不得外越，其人必躁烦，不知痛之所在，乍在腹中，乍在四肢，按之不可得，是以不得不用解散也。今其人但短气而不躁烦，只是汗出不彻耳，故当更他药以小发其汗则愈。欲知其汗出不彻，当以涩脉辨之。盖短气，是因汗而气不足。脉涩，是因汗而血不足也，故与阳气怫郁之脉有别。经文反覆此二端，以见并入阳明者，有重散之法，又有小散之法也。重音层。

按：缘，衣领饰也。古人衣必重缘。面色缘缘正赤，谓热郁在表，通面皆赤，照映纯缘之间，不似少阴、厥阴之面赤，但见于颊，无光华也。

伤寒呕多，虽有阳明证，不可攻之。

言呕证忌攻也。呕多属上焦，为太阳证未除，虽有阳明，且先治表也。

阳明病，心下硬满者，不可攻之。攻之，利遂不止者死，利止者愈。

① 坐以：因为。

言邪未离太阳，不可即攻也。腹满，为邪气入腑。心下硬满，则邪气尚浅，未全入腑，故不可攻下。攻之，利遂不止，邪气未去，真气先脱也；利止，则邪气去，而真气犹存，故愈。

阳明中风，口苦咽干，腹满微喘，发热恶寒，脉浮而紧。若下之，则腹满，小便难也。

言阳明兼有太阳、少阳表邪，即不可攻也。阳明中风，热邪也。腹满而喘，热入里矣。然喘而微，则未全入里也。发热恶寒，脉浮而紧，皆太阳未除之证。口苦，咽干，为有少阳之半表里。若误下之，则表邪乘虚内陷，而腹益满矣；兼以重亡津液，故小便难也。

上经五条，论阳明未离太阳不可攻下法。

阳明病，面合赤色，不可攻之，必发热，色黄，小便不利也。

言热在阳明之经不可攻也。阳明之脉循面。合，通也。面通赤色，热在于经，即所谓缘缘正赤，阳气怫郁在表者也。攻之，虚其胃气，耗其津液，经中之热，未得表散，必发热，色黄，小便不利也。

阳明病，口燥，但欲漱水不欲咽者，此必衄。

言阳明经热则衄也。成氏曰：阳明之脉，起于鼻，络于口。阳明里热，则渴欲饮水。此口燥，但欲漱水不欲咽，是热在经，而里无热也。阳明气血俱多，经中热甚，则逼血妄行，必从鼻出也①。

脉浮，发热，口鼻干燥，能食者，则衄。

申明阳明经热为风邪也。脉浮、发热，则在经而不在里。口鼻干

---

① 阳明之脉……出也：语出成无己《注解伤寒论·辨阳明病脉证并治法》。

燥，阳明经热炽矣。能食为风邪，风性上行，所以衄也。后人以为宜治以黄芩、芍药辈。

阳明病，法多汗，反无汗，其身如虫行皮中状者，此以久虚故也。

言阳明胃虚则无汗也。胃为津液之腑，胃虚，则汗不能透出于肌表，故身如虫行皮肤中。

上经四条，论经热不可攻，及经虚无汗证。

太阳与阳明合病者，必自下利，葛根汤主之。方见太阳。

此言表证下利宜用葛根也。合病，两经齐病也。太阳与阳明合病，谓有太阳之头项强痛而恶寒，又有阳明之身热目痛不得卧也。阳主外，阴主内，阴阳通和，而后便利如常。如阳实于外者，则阴必孤于中。今阳明经风邪与太阳交并，则阳实于外，不得入而和阴，而水谷所入，阴必引之而下利矣。里不和下利者，宜治其里。此因表邪实而下利，故以葛根解阳明之表，而仍以麻黄合主太阳也。方中全用桂枝汤，所以解阳而和阴。

按：阳明表证，多与太阳合见。太阳桂枝、麻黄，阳明葛根，少阳柴胡，此仲景创法，即千古定法也。

太阳与阳明合病，不下利，但呕者，葛根加半夏汤主之。

言邪合于表，胃气上逆，宜葛根加半夏也。成氏曰：邪气外甚，阳不主里，里气不和。里气下而不上者，但利而不呕；里气上逆而不下者，但呕而不利。故与葛根汤以散表邪，加半夏以下逆气。

葛根加半夏汤方

葛根四两　麻黄三两，去节　半夏半斤，洗　生姜三两

甘草一两　芍药二两　桂枝二两　大枣十二枚

上八味，以水一斗，先煮葛根、麻黄，减二升，去白沫，内诸药，煮取三升，去滓，温服一升，覆取微似汗。

麻黄减分两，既煮去沫矣，而此复加之汤泡，总欲减其上行之气。前方用桂，此方用桂枝，桂性治下，而枝性治上也。

上经二条，论太阳阳明合病用葛根汤法。

太阳与阳明合病，喘而胸满者，不可下，宜麻黄汤主之。

言二阳合病，喘而胸满，宜用麻黄也。两经合病，当合用两经之药，如何偏主麻黄？盖太阳邪在胸，阳明邪在腹，腹满可下，此喘而胸满为太阳之邪胜，故仍用麻黄解表。方有杏仁，可以利肺窍也。

阳明病，脉浮，无汗而喘者，发汗则愈，宜麻黄汤。

言伤寒传阳明，表证未解，仍宜麻黄发汗也。病属阳明，脉虽不紧，而浮则犹有表也，故仍用麻黄汤。曷知其为阳明病，盖头项强痛已减去也。若有头项强痛，则所谓汗多恶寒，无汗而喘者，又全是太阳矣。

阳明病，脉迟汗出多，微恶寒者，表未解也，可发汗，宜桂枝汤。

言中风传阳明者，表邪未解，仍宜桂枝解肌也。病属阳明，脉虽不浮，而迟犹缓意焉，则为风邪未解，况有微恶寒之证，故仍用桂枝解表。

伤寒，不大便六七日，头痛有热者，与承气汤。其小便清者，知不在里，仍在表也，当须发汗。若头痛者，必衄，宜桂枝汤。

言不大便六七日，有热宜下，小便清仍宜解表也。伤寒六七日，不大便，明系热邪传里，况有热以证之，更无可疑。故虽头痛，可用调胃也。若小便清，则邪未入里，犹可解散。其有头痛者，明系风邪上壅，势必致衄，故仍宜桂枝。若脉浮紧无汗，身痛，目瞑而衄者，则用麻黄矣。

病人烦热，汗出则解，又如疟状，日晡所发热者，属阳明也。脉实者，宜下之；脉浮虚者，宜发汗。下之，与大承气汤；发汗，宜桂枝汤。

言阳明脉实宜下，脉浮虚犹宜汗也。烦热得汗解矣，乃太阳之邪将尽未尽。其人复如疟状，日晡潮热，则邪在阳明矣。热虽已得阳明证，未可即为里实，须审脉候以别之。脉实者可下；若脉浮虚，则为阳明而兼太阳，可汗不可下也。

喻氏曰：宜桂枝汤，宜字最妙。见前已得汗，不宜再用麻黄也。

太阳病，寸缓关浮尺弱，其人发热汗出，复恶寒，不呕，但心下痞者，此以医下之也。如其不下者，病人不恶寒而渴者，此转属阳明也。小便数者，大便必硬，不更衣十日，无所苦也。渴欲饮水者，少少与之，但以法救之。渴者，宜五苓散。

言病属阳明，小便数而渴，有用五苓法也。寸缓、关浮、尺弱，发热汗出，复恶寒，纯是太阳未罢之证也。传经之邪，入里必呕。此又不呕，设非误下，何缘得心下痞结耶？如其不下，乃不恶寒而渴，则病传阳明矣。阳明病，以燥硬为苦，此小便数而大便硬，则是热气偏渗膀胱，与大肠之燥结者自别，所以虽旬日不更衣，亦无苦。渴欲饮水，少少与之以去热，法仍救之以五苓以导热而止渴。盖病在膀胱，故仍治太阳而不治阳明也。

上经六条，论阳明未离太阳仍从太阳治法。

阳明病，发潮热，大便溏，小便自可，胸胁满不去者，小柴胡汤主之。

言阳明病兼少阳者，宜用柴胡和解也。潮热，本阳明胃实之候，若大便溏，小便自可，则胃全未实也；加以胸胁满不去，则证已传入少阳矣。才兼少阳，即有汗下二禁，惟小柴胡一汤，可合表里而两解之也。

阳明病，胁下硬满，不大便而呕，舌上白胎者，可与小柴胡汤。上焦得通，津液得下，胃气因和，身濈然而汗出解也。

此亦言阳明兼少阳宜用柴胡也。不但大便溏为胃未实，即使不大便而呕，亦为邪未入里。硬满在胁，而不在腹，舌苔白而不黄，皆少阳之见证为多，故当从小柴胡分解阴阳，使上下通和，濈然汗出，而表里之邪为之一彻也。上焦和则呕胎去，津液下则硬满消，胃气因和，则大便亦行矣。

喻氏曰：上焦得通，津液得下八字，联系病机最切。风寒之邪，挟津液而上聚于膈中，为喘，为呕，为水道，为结满，常十居六七。是风寒不解，津液必不得下，倘误行发散，不惟津液不下，且转增上逆之势，漫无退息之期。此所以和之于中，而上焦反通也。至于杂病项中，如痰火哮喘、咳嗽、瘰疬等证，又皆火势薰蒸日久，顽痰胶结经隧，所以火不内熄，则津液必不能下灌灵根①，而精华尽化败浊耳。夫人之得以长久者，全赖后天水谷之气生此津液，津液结则病，津液枯则死矣。故治病而不知救人之津液，真庸工也！

上经二条，论阳明见少阳证，宜从少阳治法。

阳明病，脉浮而紧，咽燥口苦，腹满而喘，发热汗出，不恶寒反恶热，身重。若发汗则燥，心愦愦反谵语；若加烧针，必怵惕烦躁不得眠；若下之，则胃中空虚，客气动膈，心中懊憹，舌上胎者，栀子豉汤主之。若渴欲饮水，口干舌燥者，白虎加人参汤主之。若脉浮，发热，渴饮欲水，小便不利者，猪苓汤主之。

言阳明合二阳经为患，阳明证具见，不宜用下法，而宜用涌法及解热导热法也。浮紧，为太阳之脉。咽燥，口苦，为少阳之证。腹满而喘，为热入阳明之里；加以发热，汗出，不恶寒反恶热，则阳明证具见矣。加以身重，则三阳合病证见矣。三阳经相合为热，而阳明经有汗出恶热之证，故不可发汗动阳，恐津液去，而益其烦躁乱也。不可烧针动阴，恐阴血伤而益其怵惕、烦躁、不得眠也。更不可下，恐二阳之客邪乘虚动膈，致懊憹不舒也。此而舌胎是上焦热甚也，涌以栀子豉，则治表热而无碍阳明矣。若前证更加口干舌燥，是热甚于里也，则主以人参白虎，所以解热而生津也。若止发热而不甚汗，渴欲饮水而不甚燥，加之小便不利，是下焦热甚也，则主以猪苓汤，所以导热而滋干也。

本文虽合有二阳，而阳明之证为多，故属之阳明，而不云合病。阳明里热，而无实硬之邪，又二阳之表未除，故栀子之吐，石膏之

---

① 灵根：泛指生命之根基。

散，猪苓之利，皆从表治。然三者之法，则治阳明而兼滋少阴矣，恐津液不盛，则无以消亢极之阳也。世有谓仲景方不可以治热病者，真梦中呓言耳！

猪苓汤方

猪苓　茯苓　阿胶　滑石　泽泻各一两

上五味，以水四升，先煮四味，取二升，去滓，内阿胶，烊消，温服七合，日三服。

太阳证中，有五苓以解热渴矣。然五苓以解未尽之寒，故以桂走阳分。猪苓以导极盛之热，故以阿胶滋阴分。滋之者，恐利之而阴虚，益燥渴也。

阳明病，汗出多而渴者，不可与猪苓汤。以汗多，胃中燥，猪苓汤复利其小便故也。

上文言发热而渴，小便不利者与猪苓汤矣。此复言汗出多而渴者不可与猪苓汤以示戒。盖上文为三阳合病，有小便不利之证，而此为阳明胃燥也。圣人之为津液虑者，至周详矣！

阳明中风，脉弦浮大而短气，腹都满，胁下及心痛，久按之气不通，鼻干，不得汗，嗜卧，一身及面目悉黄，小便难，有潮热，时时哕，耳前后肿。刺之小差，外不解，病过十日，脉续浮者，与小柴胡汤。脉但浮，无余证者，与麻黄汤。若不尿，腹满加哕者，不治。

此阳明合二阳为患，表证不解，病之至重者也。阳明脉大而兼浮弦，则是太阳、少阳之邪俱未解也。腹为阳明之位，胁下属少阳，心间为太阳，乃通腹都满，气短不通，至胁下及心俱痛，则太阳、少阳之证具见，而阳明所居之前后，皆邪气为之弥漫充塞也。鼻干，阳明经燥也。不得汗，表未解也。嗜卧，经气不通而神昏也。身面俱黄，热不得越于外也。小便难，热在太阳之腑也。有潮热，邪入阳明之里也。时时哕，邪气盛而正气不得通也。耳前后肿，少阳经热壅也。刺之小差，略疏其经也。此其里邪充满，外证未解，真是无可如何。若过十日，阳明之气犹存，脉渐向浮，则邪犹可从外解，当与小柴胡汤，引阳明之邪从少阳出。若但见浮脉，而无他恶证，则与麻黄汤，引阳明之邪从太阳出。若不尿，腹满，更加哕，则邪气不得前通，真气不得往来，不可治矣。

此条全是表证未解，风热壅塞于腹中而不通，不得汗，而心腹满痛，无汗出、燥渴之证，故不可用白虎。然曷不用承气耶？曰：表未得解，虽有潮热，而无硬满、谵语、汗出濈濈之证，则未归并阳明一路，故不用下，下之徒增腹满结胸，以速毙耳。不如需气之自回，犹可渐引其邪从外出耶。

三阳合病，脉浮大，上关上，但欲眠睡，目合则汗。

言三阳合病脉证也。关脉以候少阳之气，太阳脉浮，阳明脉大。脉浮大，上关上，知为三阳合病也。三阳合，则热甚于经，故但欲眠睡。成氏曰：胆热则睡也。开目为阳，合目为阴，热甚于外，合目则阳入阴中，故逼之而汗出。

此条旧在少阳篇，经文无方，后人用小柴胡、白虎汤。

三阳合病，腹满身重，难以转侧，口不仁而面垢，谵语，遗尿。发汗则谵语，下之则额上生汗，手足逆冷。若自汗者，白虎汤主之。

言三阳合病治法也。三阳病而列之阳明，以热入阳明之里也。腹满，阳明经热合于前也；身重，太阳经热合于后也；不可转侧，少阳经热合于侧也。三证见，而一身之前后左右俱热气弥漫矣。口不仁而面垢，热合少阳之腑也，胆热上溢，则木克土而口不仁，清阳不升而面垢。《针经》曰：少阳病甚，则面微尘是也。谵语，热合阳明之腑也。遗尿，热合太阳之腑也。三证见，而身内之上中下俱热气充塞矣。大抵三阳主外，三阴主内，阳实于外，则阴虚于内，故不可发汗以耗其欲枯之阴液；阳浮于外，则阴孤于内，故不可下以伤其欲脱之微阳。惟白虎一汤，解热而不碍表里，在所急用。然非自汗出则表邪抑塞，亦未可用此也。

前条阳明病脉浮而紧，咽燥口苦，腹满而喘，发热汗出，不恶寒反恶热，身重口渴，不可汗下者，用白虎加人参矣。此不口渴而谵语，故不云加人参也。前条阳明中风，脉弦浮大，短气腹满，胁下及心痛，鼻干，不得汗诸证，外不解者，与小柴胡、麻黄汤矣。此是三阳合病，而非阳明兼二阳之表证未解，故不用汗也。观前条不言合病可见矣。

问：合病之义？曰：并病易治，合病难治。并病，是病之传者，谓一经证未罢，一经证又连并而至也。合病，是病之不传者，谓两经齐病也。若三阳合病，则又热气混同，而无轻重多寡之别矣。

上经五条，论阳明合二阳为病解热救治法。

阳明病，下之，其外有热，手足温，不结胸，心中懊恼，饥不能食，但头汗出者，栀子豉汤主之。

此言下之而邪不服，仍宜涌其外邪也。阳明证疑于可下乃下之，而身热不去，反致上壅，是未及硬满燥实而下之不如法也。外有热，经邪未解也；手足温，热未入里也。无太阳证，故虽下早，而犹不致结胸，而郁热烦闷之状则不能免，故心中懊恼，饥不能食。但头汗出者，邪不服而不下降，热不外越也。与栀子豉汤，以涌在上之热邪，兼以解胃中之虚烦。

上经一条，论阳明下早仍用栀子解外法。

阳明病，无汗，小便不利，心中懊恼者，身必发黄。

此言阳明发黄出于热邪不得泄越也。曰阳明病，则身热可知。乃无汗，则热不得从外越；小便不利，则热并不得从下泄，是以郁冈不宁，发而为黄也。黄者，胃之色，热蒸于胃，则色见于外矣。

阳明病，发热汗出，此为热越，不能发黄也。但头汗出，身无汗，剂①颈而还，小便不利，渴引水浆者，此为瘀热在里，身必发黄，茵陈汤主之。

言阳明瘀热发黄宜用茵陈蒿汤也。热不得越，故但头有汗而身无汗。既无汗矣，何以头独有汗？盖热不得越，而上蒸于头面也。小便不利，且至渴饮水浆，是热盛而瘀于里也，故必发黄。与茵陈蒿汤以退热逐黄，栀子涌上焦也，大黄荡中焦也，茵陈蒿利下焦也，分杀其势，而黄瘳②矣。

此方与太阳篇中"伤寒六七日，身黄如橘子色，小便不利，腹微满者"主治正同。盖七八日腹微痛，正伤寒传里之候，故身黄、小便不利，与阳明瘀热同治。

阳明病，被火，额上微汗出，小便不利者，必发黄。

此言发黄由于误用火者也。阳明病，本有内热，被火，则两阳相薰，热邪愈炽，仅得额上微汗耳，不能越于周身也，况又小便不利，故必发黄。王宇泰以为宜用栀子柏皮汤。

太阳发黄，由于寒湿不得解散。阳明发黄，由于热不得越。故宜

———

① 剂：平齐。《说文·刀部》："剂，齐也。"
② 瘳：痊愈。

分经论治。

上经三条，论阳明瘀热发黄法。

阳明病，下血谵语者，此为热入血室。但头汗出者，刺期门，随其实而泻之，濈然汗出而愈。

言热入血室宜刺经也。阳明有热于血室，故逼血下行。胃热乘心，故作谵语。热夺其血汗，不得越，故但头汗出。肝藏血，故刺期门以泻其实，使营卫通利。妇人病寒热，经水适来，谵语如见鬼状者，名热入血室。男子阳明经病，下血而谵语者，亦谓热入血室。

阳明证，其人喜忘者，必有蓄血。所以然者，本有久瘀血，故令喜忘。屎虽硬，大便反易，其色必黑，宜抵当汤下之。

言蓄血喜忘，宜下其瘀也。阳明热盛，则逼血致瘀。心主血脉，血瘀则神明不清而善忘，故不当下其便，而当下其瘀血也。

喻氏曰：太阳经热结膀胱之证，轻者如狂，重者发狂。如狂者血自下，但用桃核承气，因势利导，血去则愈。发狂者，血不下，须用抵当急下其血。此条阳明喜忘之证，差①减于如狂，乃用药反循发狂之例者。盖太阳少血，阳明多血，阳明之血一结较太阳更为难动，所以宜用抵当峻攻耳。但太阳云主之，则确乎不易。此云宜用，则证有轻重不等，在于临时酌量矣②。

病人无表里证，发热七八日，虽脉浮数者，可下之。假令已下，脉数不解，合热则消谷善饥，至六七日不大便

① 差：略微。
② 太阳经热结……量矣：语出喻昌《尚论篇·太阳经上篇》。

者，有瘀血也，宜抵当汤。若脉数不解，而下不止，必协热而便脓血也。

言在经瘀热有可下者，宜辨其瘀血、便脓血也。外无头痛、恶寒之表证，内无谵语、硬满之里证，但发热七八日，则热烁津液，阳盛阴虚，大为可虑。故脉虽浮数，亦可用大柴胡之频下之。总以数为热结，浮为表证，故可下也。若下后脉数不解，热合于胃，消谷善饥，至六七日，竟不大便，则非气结而为血结明矣，故宜抵当。若下后脉数不解，而利不止，则血分之邪不除，必协热而便脓血，又当清其血分热邪，不宜抵当也。

上经三条，论血分热结攻泻之法。

承气者，顺承胃腑而调其气。此则专言调血，故用抵当，以攻在经之邪，而与胃实下法不同。

阳明病，若能食，名中风。不能食，名中寒。

言阳明风寒之中，当以能食不能食为辨也。胃为水谷之海，风为阳邪，阳消谷，故能食；寒为阴邪，阴不消谷，故不能食。曰中者，明其直入胃腑，不自外传也。热入腑者，多自外传；寒入腑者，多是直中。而中腑之中，又有风寒之别。胃气素虚之人，风寒类能中之。

阳明病，脉迟，食难用饱，饱即微烦，头眩，必小便难，此欲作谷瘅。虽下之，腹满如故，所以然者，脉迟故也。瘅一作疸。

此言阳明中风能食而作谷疸者也。迟缓，风邪入里之脉也。阳明中风则能食，乃热邪在胃，食入而与之相搏，当食难用饱，饱则微烦头眩也。小便难者，热邪上搏，而水道不顺也。小便利，则不能发黄，今热不得泄，则蒸身为黄矣。以其发于谷气之热，故名谷疸也。

热实者，下之则愈。今脉迟，则未可攻，虽下之而腹满如故，徒增其虚迟耳。

阳明病，初欲食，小便反不利，大便自调，其人骨节疼痛，翕翕如有热状，奄然发狂，濈然汗出而解者，此水不胜谷气，与汗共并，脉紧而愈。

此言阳明中风，胃有水饮，能食自愈也。初欲食，胃有风热也。能食者，小便当利，而小便反不利者，胃热上搏而水道不行也。大便自调者，胃无寒，故不下利；胃无实热，故亦不硬燥也。骨节痛，胃中水湿之气欲流行也。翕然如热，忽然如狂，濈然汗出而解，此谷气有权，能驱所渍之水，与汗共并而出也。脉紧疾则愈，邪因胃胜，得以尽泄于外也。设脉迟，则谷气不能领汗出矣。此胃强能食之人，所以得病易愈欤。

食谷欲呕者，属阳明也，吴茱萸汤主之。得汤反剧者，属上焦也。

此言寒邪中胃不能食者治法也。胃和，则食谷如常。胃热，则消谷善饥。今食谷欲呕，是胃寒不受食也。此与太阳之恶寒呕逆原为热证者不同，故以吴茱萸汤温散之。若得汤反剧，则属太阳之邪，而非胃寒矣。故辨之不可不审也。

吴茱萸汤方

吴茱萸一升，洗　人参三两　生姜六两，切　大枣十枚

上四味，以水七升，煮取二升，去滓，温服七合，日三服。

吴茱萸、生姜以散胃寒，人参、大枣以补胃虚，虚则受寒也。

阳明病，若中寒不能食，小便不利，手足濈然汗出，

此欲作固瘕，必大便先硬后溏。所以然者，以胃中冷，水谷不别故也。瘕音加。

此言阳明中寒不能食而成瘕泄也。阳明病不能食，是胃受寒也。而小便不利，手足濈然汗出，必有饮食之瘕聚为之固留，不易下也。经曰：手足濈然汗出者，大便已硬。其人胃虚肠实，肠有硬便，则手足濈然汗；胃中虚冷，则不能泌别水谷，而有瘕聚之溏。硬者固于下，溏者聚于上，是以有固瘕之名，即今人所谓食积便溏者是也。

阳明病，不能食，攻其热必哕。所以然者，胃中虚冷故也。以其人本虚，故攻其热必哕。

言不能食者，不宜攻其热也。哕者，胃中作逆之名。胃本虚冷，以不能食，故而攻其热则左矣，故令哕也。

脉浮而迟，表热里寒，下利清谷者，四逆汤主之。若胃中虚寒，不能食者，饮水则哕。

言虚冷下利不能食者宜温中也。喻氏曰：表热里寒，法当先救其里。太阳经中下利不止，身疼痛者，已用四逆汤。其在阳明之表热，不当牵制，更可知矣。此加之不能食，不但攻其热必哕，即饮以水而亦哕矣，盖胃气虚冷之极也①。

上经七条，论风寒直中胃腑能食不能食证。

六条中惟水不胜谷气及食难用饱者为风邪入胃之证；余四条皆为寒邪入腑，胃气虚冷之证。盖胃为水谷之海，风邪入之，则为烦眩，为腹满，为谷疸；寒邪入之则为呕哕，为下利，为瘕泄，皆与水谷之邪蕴结为患，而未能遽变为实者也。此与热邪传里，硬满燥实者大相径庭，予故表而出之，以见阳明病中原有风寒直中之证。祇和、元礼

---

① 表热里寒……极也：语出喻昌《尚论篇·阳明经上篇》。

自可用其所长，而宋元以来，遂饮以参苏、芎苏等方药治伤寒，则浅狭矣。

阳明病，反无汗而小便利，二三日呕而咳，手足厥者，必苦头痛。若不咳不呕，手足不厥者，头不痛。

此言寒邪中胃则无汗而小便利，其邪上逆则苦头痛也。阳明，法多汗，反无汗而小便利，寒气直中于里，而水液下行也。至二三日，呕而咳，胃中之寒邪上逆也。手足厥，胃弱而寒气见于四肢也。寒上逆而发于外，则苦头痛矣。若不咳，不呕，不厥，则不苦头痛，是邪下注，而不上逆者也。以知寒邪伤人，有自表传里者，亦有直中于里而后传表者，而世人或未之察也。

问：无汗，小便利，呕咳，肢厥头痛，曷不谓太阳病？曰：初起无头痛诸表证也。此之头痛，是二三日后呕咳而厥所致，非因头痛致呕咳而厥也。呕咳二证，太阳少阳俱有之，其表证未解者，则属太阳病；其寒热往来者，则谓之少阳病也。厥则厥阴有之，然无呕而咳也。

阳明病，但头眩，不恶寒，故能食而咳，其人必咽痛。若不咳者，咽不痛。

此言风邪中胃则头眩而不恶寒，其邪上逆则咳而咽痛也。风为阳邪，故头眩而不痛。阳邪入里，故不恶寒。阳邪消谷，故能食。上逆则咳而咽痛矣，咽为胃之系也。

阴邪下行，故无汗而小便利；阳邪上行，故不恶寒而头眩。寒则呕不能食，风则能食。寒则头痛，风则咽痛。是风寒入胃之辨也。

上经二条，论风寒中胃上逆而咳有寒热之辨。

曰：所谓攻者，攻阳明之腑，非攻阳明之经。所谓表者，表阳明之经，非表阳明之腑。又曰：阳经须分经腑，阴经须分传中。此语足醒聋聩。然自能食不能食后，皆风寒中腑证，是阳经亦分传中也。学者辨之。

少阳证治第八过经不解病附

少阳之里，即三阴也，故其位居半表半里焉。半表则不当下，半里则不当汗、吐，故治有三禁，而法主和解。凡方中用栝蒌实者，为其热也；用干姜者，为其寒也；用桂枝者，为其兼太阳也；用大黄者，为其兼阳明也；用芍药者，为其兼太阴也。学者当细绎其加减之法。少阳一篇，自有专属，不知叔和何故大半编入太阳？岂以太阳表散后，即当用和解耶？今尽移入本篇以复仲景之旧。

少阳之为病，口苦、咽干、目眩也。

辨少阳证也。《甲乙经》曰：胆者，中精之府，五脏皆取决于胆。咽为之使，少阳之脉起目锐眦，故热聚于胆，则口苦，咽干；木盛生风，则目旋眩也。

少阳中风，两耳无所闻，目赤，胸中满而烦者，不可吐下，吐下则悸而惊。

言少阳中风忌吐下也。少阳之脉起目眦，走耳中，其支者，下胸中贯膈。风热上壅，则耳聋，目赤。热与痰饮搏结，则胸满而烦。此惟当和解，若吐之则虚其阳而悸，下之则虚其阴而惊，徒令中精扰乱，而无益于半表半里之治也。

伤寒，脉弦细，头痛发热者，属少阳。少阳不可发汗，发汗则谵语。此属胃，胃和则愈，胃不和，则烦而悸。

言少阳伤寒忌汗也。头痛、发热，表证也。然脉弦为少阳病，脉细为邪将入里。此其在里之津液已为热耗，若更发汗，则重竭其津液，必因之而谵语也。夫谵语，为胃燥之病，得胃气通和则愈；不和，则津枯而饮结，必烦而悸也。成氏曰：当与调胃承气下之，然与其和胃于后，孰若禁汗于前也。

喻氏曰：少阳伤寒禁发汗，少阳中风禁吐下，二义互举，其旨益严。盖伤寒之头痛发热，宜发汗者尚不可汗，则伤风之不可汗，更不待言矣。伤风之胸满而烦，痰饮上逆，似可吐下者尚不可吐下，则伤寒之不可吐下，更不待言矣①。

上经三条，论少阳证有汗、吐、下三禁法。

伤寒六七日，无大热，其人躁烦者，此为阳去入阴也。

言表无热而躁烦，则传入三阴也。四日已当入阴矣，乃至六七日，表不热而里躁烦，是阳去入阴也。

伤寒三日，三阳为尽，三阴当受邪。其人反能食不呕，此为三阴不受邪。

言胃和则不传入三阴也。

伤寒三日，少阳脉小者，欲已也。

言大则病进，小为邪气微也。

少阳欲解时，从寅至辰上。

言受病之经，正气衰微，每藉力于时令之王也。《内经》曰：阳中之少阳，通于春气②。

上经四条，论少阳传经欲解及不解法。

伤寒五六日，中风，往来寒热，胸胁苦满，嘿嘿③不

---

① 少阳伤寒……言矣：语出喻昌《尚论篇·尚论少阳经证治大意》。

② 阳中……春气：语见《素问·六节脏象论》。

③ 嘿（mò 默）嘿：同"默默"。形容表情沉默，不欲言。

少阳证治第八 一八三

欲饮食，心烦喜呕，或胸中烦而不呕，或渴，或腹中痛，或胁下痞满，或心下悸，小便不利，或不渴，身有微热，或咳者，小柴胡汤主之。

辨柴胡证也。伤寒五六日，邪渐自表而之里也。若中风，则不待五六日矣，故不言五六日也。躯壳之表为阳，躯壳之里为阴，邪在表则阳并于阴，故阳虚而寒，邪在里则阴并于阳，故阴虚而热，是以往来寒热无常期也。风寒之外邪与痰饮结聚于少阳之本位，是以胸胁苦满。胸胁既满，胃中之水谷亦不消，是以默默不欲食，即昏昏之意，非静默也。心烦者，邪热在胸胁，逼处心间也。呕者，邪气入里，里气上逆则为呕也。烦而不呕，热聚而邪不逆也。渴，热入里也。腹痛，寒入里也。胁下痞硬，痰饮结于本位也。心下悸、小便不利，水饮不行也。不渴、身有微热，表未除也。咳，寒入而上逆也。或为之证，各随人之气体不尽同也。然总以小柴胡为主治，而各随见证以加减耳。

小柴胡汤方

柴胡半斤　黄芩二两　人参三两　甘草三两　半夏半斤，洗　生姜三两　大枣十三枚，擘

上七味，以水一斗二升，煮取六升，去滓，再煎，取三升。温服一升，日三服。

邪在表则当汗，邪在里则当下，邪在半表半里则当和解。《内经》曰：热淫于内，以苦发之①。邪在半表半里，半成热矣。柴胡味苦轻清，而气微寒，轻清则可以散邪，苦寒则可以除热；轻清则可以达

———

① 热淫……发之：语见《素问·至真要大论》。

表，苦寒则可以入里，故以之为君。黄芩亦苦寒而质轻，故以之为臣，而成撤热发表之功也。邪初入里，其气必逆，邪在胸胁之间，其痰饮必结，故以半夏之辛温为佐，使除逆而散饮。邪气传里，则里气不治，故以人参、甘草之甘温扶助正气，使邪不得深入。是三物者，皆佐柴胡以和里也。表邪未已，宜当两解，故以生姜、大枣之辛甘散之，使辅柴胡以和表。七物和合，而和解之剂成矣。去滓再煎，取其熟而缓于半表里也。

若胸中烦而不呕，去半夏、人参，加栝蒌实一枚。

此下言小柴胡汤有加减法也。烦者热也，呕者逆也。烦而不呕，热聚而邪不上逆也。热方聚则毋用人参之补，既不呕则毋用半夏之辛，除热以寒，泄热以苦，故加栝蒌实以泄胸中之蕴热。

若渴者，去半夏加人参，合前成四两半，栝蒌根四两。

半夏燥津液，非渴者所宜。人参甘而生津，栝蒌根苦而除热，故加二物以治渴。

若腹中痛者，去黄芩，加芍药三两。

邪气入里，里气不足，则壅塞而痛。减黄芩之苦，以避中寒；加芍药之酸，以伐木邪。

若胁下痞硬，去大枣，加牡蛎四两。

甘令中满，咸能软坚，故痞满者去大枣之甘，加牡蛎之咸。

若心下悸，小便不利者，去黄芩，加茯苓四两。

心下悸，小便不利者，水蓄而不行也。黄芩苦寒则滋水，故去黄芩，而泄以茯苓之甘淡。

若不渴，外有微热者，去人参，加桂三两，温覆取微汗，愈。

不渴，里和也，故去人参。外有微热，表未解也，故以桂发汗。桂当用枝。

若咳者，去人参、大枣、生姜，加五味子半升，干姜二两。

咳者，水饮聚而上逆于肺也。甘补中，则肺气愈逆，故去人参、大枣。肺欲收，急食酸以收之，故加五味子。咳本于水饮上逆，故以干姜之辛热收水而散寒。

吴氏曰：小柴胡汤法，以治少阳往来寒热及日晡小有潮热，千古准之，不能外也。但太阳之表热，阳明经之表热，皆不能解。今俗医治伤寒，不分阴阳，而概用之，则误矣。若阳虚恶寒，面赤发热，脉沉足冷者，服之则立至危殆。故凡内虚有寒，大便不实，脉息小弱，与妇人新产发热，皆不可用也。

血弱气尽，腠理开，邪气因入，与正气相搏，结于胁下。正邪分争，往来寒热，休作有时，嘿嘿不欲饮食。脏腑相连，其痛必下，邪高痛下，故使呕也。小柴胡汤主之。

此申明少阳诸证宜小柴胡也。邪气乘虚，因入于里，邪与正搏结于胁下，故胸胁苦满也。正与邪搏在表则寒，在里则热，正胜则休，邪胜则作，故往来寒热，休作有时也。胁满，寒热邪气扰乱，故默默不欲饮食也。少阳胆腑与肝脏相连在于膈下，邪若入之，其痛必下。然邪来自表，由胸而入，其位为高，高者欲下，而作痛苦，故相拒而逆呕也。此其邪皆在半表半里之间，故宜治以小柴胡汤。

血弱气尽，邪气因入，满痛呕渴，所以用人参、姜、枣也。今人每去人参，恐不成小柴胡矣。

伤寒中风，有柴胡证，但见一证便是，不必悉具。

明上文或为之证不必全具，皆可治以柴胡汤也。邪气自表未敛为实，则所传不一，故有或为之证。

王海藏曰：少阳半表半里用小柴胡，亦须辨表里证孰多。假如头痛，往来寒热，呕，眩，脉浮，表也。口失滋味而渴，胸中烦，胁下满硬，手足温，腹中不和，大小便或秘或泄，里也。如无表里证，则皆虚热也。

伤寒五六日，头汗出，微恶寒，手足冷，心下满，口不欲食，大便硬，脉细者，此为阳微结，必有表，复有里也。脉沉，亦在里也。汗出，为阳微。假令纯阴结，不得复有外证，悉入在里。此为半在表半在里也。脉虽沉紧，不得为少阴病。所以然者，阴不得有汗，今头汗出，故知非少阴也。可与小柴胡汤。设不了了者，得屎而解。

言少阳病有似少阴者，当细辨其脉证也。经曰：其脉沉而迟，不能食，大便反硬者，名曰阴结也。此恶寒，手足冷，心下满，口不欲食，而大便硬，兼之脉见沉细，其为阴气凝结，亦复何疑？然是表之阳气虚微，而里有凝结也。何以辨之？辨之于头汗出。盖沉虽为入里之脉，而汗出不周身，则为阳气虚微之候。所以然者，阴脉在里，又不上头，故无头汗出之理。故知头汗为表邪未解也，故和以小柴胡。设不了了，则微利其便，所以通阳结也。

观此一段，圣人辨证何等细心！

凡柴胡汤病证而下之，若柴胡证不罢者，复与柴胡汤，必蒸蒸而振，却发热汗出而解。

言少阳误下，少阳证仍在者，法当复与小柴胡也。本柴胡证，而误下之，柴胡证仍在者，其人里气有余，而不为结胸诸变也。故虽已下之，尚不为逆，复与柴胡汤，则邪气还表矣。邪气还表，故蒸蒸而热；经下后里虚，故振振而动；邪气出表里和，故发热汗出而解也。

本太阳病，不解，转入少阳者，胁下硬满，干呕不能食，往来寒热。尚未吐下，脉沉紧者，与小柴胡汤。若已吐、下、发汗、温针，谵语，柴胡证罢，此为坏病。知犯何逆，以法治之。

言柴胡证具，当与柴胡汤，若经误治而柴胡证罢，则非柴胡所能和解也。脉沉为在里，紧为表邪未解，况未经误治，而柴胡证具，正当与柴胡汤也。若已经误治，而柴胡证罢，且至津液枯而谵语，则为坏病矣。是当详其所逆而施治，然非熟于法，未易知其逆也。

得病六七日，脉迟浮弱，恶风寒，手足温。医二三下之，不能食而胁下满痛，面目及身黄，颈项强，小便难者，与柴胡汤，后必下重。

前言柴胡证但见一证便是，此言胁下满痛亦有不宜柴胡者以为戒也。得病六七日，邪当传里之时也。脉浮恶风，则邪犹在表；迟弱，则里气不足。手足温，则胃肠未铲。乃数下之，则至弱不能食矣。胁下满痛，木失养而横肆也。面目及身黄，土不藏而外见也。颈项强，胃阳虚而筋脉不润也。小便难，胃气少而津液不输也。此为胃肠不足，中气受伤之证。与后条身热，恶风，颈项强，胁下满，手足温而渴之热证有别，故与柴胡汤后必下重，谓中气欲下，而复无物可下也。

本渴而饮水呕者，柴胡汤不中与也，食谷者哕。

言呕渴有不宜柴胡者也。本渴而饮水则呕，则渴为真津消亡之候。此水入则呕者，当食谷则哕，言胃肠不足也。

服柴胡汤已，渴者属阳明也，以法治之。

服汤已而渴，热入胃也，故当治以阳明法。

伤寒六七日，发热，微恶寒，肢节烦疼，微呕，心下支结，外证未去者，柴胡桂枝汤主之。

此邪入少阳而太阳证未去者也。发热，恶寒，肢节烦痛，太阳证也。乃恶寒而微，但肢节烦痛，而不头项强痛，则太阳证亦稍减也。呕而支结，少阳证也。乃呕逆而微，但结于心下之偏旁，而结于两胁之间，则少阳亦尚浅也。若此者，惟当以柴胡汤和解少阳，而加以桂枝汤发散太阳。此不易定法也。

柴胡桂枝汤

柴胡四两　桂枝去皮　人参　黄芩　芍药　生姜各一两半　甘草一两　半夏二合半　大枣六枚

上九味，以水七升，煮取三升，去滓，温服。

伤寒五六日，已发汗而复下之，胸胁满微结，小便不利，渴而不呕，但头汗出，往来寒热，心烦者，此为未解也，柴胡桂枝干姜汤主之。

此言少阳证兼有太阳误下，而邪结未解者也。胸胁满微结，虽不若结胸之甚，邪则犹结于半表半里也。汗下后津液少，而邪上结，故小便不利而渴。里无大热，故渴而不呕。热结在上，故但头汗出而心烦。伤寒十余日，热结在里，复往来寒热者，与大柴胡汤。但头汗出者，与大陷胸汤①。此里无大热，但往来寒热，是为表邪未解，故以柴胡和解之，以姜桂温散之。用栝蒌根为其渴也，用牡蛎为其结也，不用半夏为其不呕也，不用人参为其有未尽之表邪也，一一皆从小柴胡本方加减。

---

① 伤寒十余日……胸汤：语出《伤寒论·辨太阳病脉证并治下》。

柴胡桂枝干姜汤方

柴胡半斤　桂枝三两　干姜三两　栝蒌根四两　黄芩三两牡蛎三两　甘草二两

上七味，以水一斗二升，煮取六升，去滓再煎，取三升，温服一升，日三服。初服微烦，复服汗出便愈。

伤寒四五日，身热，恶风，头项强，胁下满，手足温而渴者，小柴胡汤主之。

此少阳兼太阳、阳明证者也。身热，恶风，颈项强，太阳兼阳明表证也。胁下满，少阳本证也。本当从三阳合并之例而用表法，但其手足温而加渴，则外邪辐凑于少阳，而向里之机已著，倘更用辛甘发散，是重增其热，而大耗其津也。故从小柴胡和解之法，则阳邪自罢，阴津不伤，一举而两得矣。喻氏曰：此小柴胡汤当从加减法，不呕而渴者，去半夏加栝蒌根也①。

伤寒，发热，汗出不解，心中痞硬，呕吐而下利者，大柴胡汤主之。

此邪入少阳合阳明为患者也。发热，汗出不解，热盛于阳明之表也。心中痞硬，呕吐，热结于少阳之半里也。阳明、少阳合病，必自下利，其人里之热已急也。既汗出矣，则无再表之理。痞满呕逆，邪犹在半表里也，亦无全攻之法。发热不解，至于下利，则又不得不攻其热。故以柴胡、黄芩之苦寒解热，以半夏、生姜之辛散呕，以枳实之苦消痞满，以芍药之酸收下利，乃下利而犹涤以大黄之苦寒者，所谓因其势而利导之，以为两解法也。于小柴胡中去人参、甘草之补，

---

① 此小柴胡汤……根也：语出喻昌《尚论篇·尚论少阳经证治大意》。

伤寒经注

一九〇

而不去大枣之甘者，所以和其表里之邪，而并缓其药性之急也。

大柴胡汤方

柴胡半升　黄芩三两　芍药三两　半夏半升　生姜五两
枳实四枚　大枣十二枚

上七味，以水一斗二升，煮取六升，去滓，再煎，温服一升，日三服。一方用大黄二两。若不加大黄，恐不为大柴胡汤也。

叔和云，若不加大黄，恐不为大柴胡。知古方有不用大黄者，须酌量加减用之，"太阳下"中有"伤寒十余日，热结在里，复往来寒热者，与大柴胡汤"，与此条互相发明。

上经十三条，论少阳用小柴胡汤法及柴胡汤加减法。

太阳与少阳并病，头项强痛，或眩冒，时如结胸，心下痞硬者，当刺大椎第一间、肺俞、肝俞。慎不可发汗，发汗则谵语。脉弦，五六日谵语不止，当刺期门。

言太阳少阳并病宜用刺者也。头项强痛，太阳病也；并以少阳，则木火之邪炽，不但痛，而时如眩冒矣。结胸，心下痞硬，太阳病也，并以少阳，则非真结胸、痞硬，乃木火之邪炽，而有时如结胸、痞硬也。此当刺大椎第一间、肺俞、肝俞。背之大椎，太阳、督脉之所行也。肺俞，当胸间表邪所居之位也。肝俞在膈间，邪在半表半里所居之位也。故刺之以泄其邪。此两邪合并而太阳胜者，法当用汗，乃不用汗而用刺者，恐津液去，而木火之邪益炽则谵语也。若脉弦，则少阳胜矣。五六日为邪传少阳之时，倘谵语不止，则当刺期门，以泻肝胆之实。

太阳少阳并病，心下硬，颈项强而眩者，当刺大椎、肺俞，慎勿下之。

上言不可汗，此言不可下也。不可汗，恐其谵语；不可下，恐其真成结胸也。

太阳少阳并病，而反攻之，成结胸，心下硬，下利不止，水浆不下，其人心烦。

言二阳并病误下之变也。太阳表邪，乘虚入里，则为结胸，心下硬；少阳半里之邪，乘虚入里，则为下利不止。上下交征，而阳明之居中者，遂至水浆不入，心烦待毙，伤寒是以不易言也。

喻氏曰：并病即不误用汗下，已如结胸、心下痞硬矣，况加误下乎？故此太阳一经，误下之变，殆有甚焉。其人心烦，似不了之语。然经谓：结胸证，具烦躁者死，意此亦谓其人心烦者死乎①？

太阳与少阳合病，自下利者，与黄芩汤。若呕者，黄芩加半夏生姜汤主之。

言太阳少阳合病下利宜用和法也。曰太阳，则尚有表证也，然已见下利，则入里之邪已急，故不解外而解内。成氏曰：太阳阳明合病，下利为在表，当与葛根汤；阳明少阳合病，下利为在里，可与承气汤。此太阳少阳合病，下利为在半表半里，非汗下所宜，故与黄芩、芍药以和解之。呕者，邪上逆也，故加半夏、生姜以散逆气。

黄芩汤方

黄芩三两　甘草二两　芍药二两　大枣十二枚

上四味，以水一斗，煮取三升，去滓，温服一升，日再夜一服。若呕者，加半夏半升，生姜三两。

① 并病即……死乎：语出喻昌《尚论篇·尚论少阳经证治大意》。

阳明少阳合病，必下利。其脉不负者，顺也；负者，失也。互相克贼，名为负也。脉滑而数者，有宿食也，当下之，宜大承气汤。

言阳明少阳合病下利脉滑数者，宜用下也。阳明，土也，与水邪交动，则水谷不停而急奔，故下利可必。然阳明脉大，少阳脉弦细，必两经之脉不甚相胜，乃为顺候。若弦脉独见，则少阳胜而阳明负，为鬼贼相克矣。半表之邪未去，未可言下。脉滑而数，则宿食在胃，里邪急矣，故下以夺之，盖抑其胜而治之也。若脉不滑数而弦迟，则又未敢言下也。

喻氏曰：按太阳与阳明合病，阳明与少阳合病，俱半兼阳明，所以胃中之水谷不安，必自下利。其有不下利者，亦必水饮上越而呕，与少阳一经之证干呕者，大不同也。或利，或呕，胃中之真气与津液俱伤，所以急当去邪，以安其胃。其取大承气者，正迅扫外邪，用以承顺元气之谓也。设稍牵泥，则脉之滑数，必转为迟软，下之无及矣①。

上经五条，论少阳与二阳合病治法。

妇人中风，发热恶寒，经水适来，得之七八日，热除而脉迟身凉，胸胁下满，如结胸状，谵语者，此为热入血室也。当刺期门，随其实而泻之。

言热入血室有泻肝之法也。肝与少阳胆相连而主血，中风，发热，恶寒，邪在少阳之经也。乃妇人病经水适来，则热乘虚入于血室矣。故至七八日热退，脉迟身凉，经邪已解，而胸胁犹满如结胸状，以至谵语，其入脏之热犹未解也。此当刺期门，以泻其实。期门者，

---

① 按太阳……无及矣：语出喻昌《尚论篇·阳明下篇》。

肝之募。阳明病，下血谵语者，亦刺期门也。

　　妇人中风七八日，续得寒热，发作有时，经水适断者，此为热入血室，其血必结，故使如疟状，发作有时，小柴胡汤主之。

　　言热入血室有用小柴胡法也。中风七八日，本无寒热，而续得寒热，正值经水之来，而适断者，此为经邪乘虚入于血室。血与邪相搏结而不行，经水所以断也。血结而与邪争，故寒热如疟，而发作有时。此当与小柴胡，以解在经之邪，经邪解而血亦自行矣。

　　前证经水来而胸胁满结，谵语，是邪实于脏也，故用刺以泻之。此证因血结而寒热如疟，是邪发于经也，故用柴胡和解之。

　　妇人伤寒，发热，经水适来，昼日明了，暮则谵语，如见鬼状者，此为热入血室，无犯胃气及上二焦，必自愈。

　　此言热入血室禁用汗、吐、下法也。伤寒发热，寒已成热也，经水适来，则血室虚空，热邪乘虚入于阴分矣。故昼日明了，夜则谵语，如见鬼状也。阳盛谵语，则宜攻。此热入血室，故不可与下药犯其胃气，并不可以汗药犯其上焦，吐药犯其中焦，则舍刺期门与小柴胡，别无他法矣。必自愈者，以经行则热随血去，误治不如勿治也。慎之慎之！

　　上经三条，论伤寒传少阳，妇人有热入血室证法。

　　伤寒，腹满，谵语，寸口脉浮而紧，此肝乘脾也，名曰纵，刺期门。

　　此言少阳之邪乘于脾胃者也。腹满，谵语，脾胃热也。而脉浮紧，则是风木之邪乘其所不胜为患。木本克土，以肝乘脾，其势直，故曰纵。刺期门以泻肝邪。

伤寒，发热，啬啬恶寒，大渴欲饮水，其腹必满，自汗出，小便利，其痛欲解，此肝乘肺也，名曰横，刺期门。

言少阳之邪乘乎肺金者也。发热恶寒，太阳表证也。而大渴欲饮水，则是少阳之邪，侮其所不胜，而乘肺金也。肺主皮毛，木邪乘肺之表，则皮毛间发热恶寒；木邪乘肺之里，则肺热不能藏水，故大渴引饮。水夺则肺不能布化，故腹满。若自汗则水得外渗，小便利则水得下行，故病欲解。治此者，亦宜泻肝。金本克木，以肝乘肺，其势逆，故曰横也。

前证勿误作承气治，此证勿误作白虎治。总以脉浮而紧，发热恶寒，有半表之邪也。二条原本在太阳中。

上经二条，论少阳有刺期门法。

太阳病，过经十余日，反二三下之。后四五日，柴胡证仍在者，先与小柴胡汤。呕不止，心下急，郁微烦者，为未解也。与大柴胡汤，下之则愈。

言过经误下有用大小柴胡两解法也。伤寒七日，为经气一周，过十余日不愈者，谓之过经。经曰：若柴胡汤病证而下之，柴胡证不罢者，复与柴胡汤，以有表证也。呕止，表里和也。呕不止，郁郁微烦，里热结也，与大柴胡下其里热。盖其人之邪，屡因误下而深入，而表证未罢，即必先用小柴胡先和其半表，而后可兼攻其里也。

伤寒，十三日不解，胸胁满而呕，日晡所发潮热，已而微利。此本柴胡证，下之而不得利。今反利者，知医以丸药下之，非其治也。潮热者，实也，先宜小柴胡以解外，后以柴胡加芒硝汤主之。

言过经不解，柴胡证在而有潮热，先宜解外而后除热也。十三日再作，经尽当解之时也。胸胁满而呕，邪犹在表里之间也。潮热，里实可攻也。此本柴胡证，邪犹在半表，虽加药下之，而不得利，今反利者，医无解表之药，徒以攻下之药伤其肠胃也。夫潮热为实，实则宜攻，然半表半里，宜先以柴胡汤解外后，乃以柴胡加芒硝攻之，虽攻里而犹不失和表也。

柴胡加芒硝汤方即小柴胡加芒硝六两，余依前法。

伤寒，十三日不解，过经，谵语者，以有热也，当以汤下之。若小便利者，大便当硬，而反下利，脉调和者，知医以丸药下之，非其治也。若自下利者，脉当微厥，今反和者，此为内实也，调胃承气汤主之。

此言过经无表证脉又不虚，可下者也。阳明内热，当以汤下。汤下者，邪气自表之里，药由上焦直攻之而下也。若丸药，则但治下而不能治上，故虽下之无害，而病不解也。下利当脉微而手足厥，今脉和，则内实明矣，与调胃承气何疑？

喻氏曰：仲景下法，屡以丸药为戒。惟治太阳之脾约用麻仁丸，因其人平素津枯肠结，乃用丸药之缓下润其肠，俾外邪不因峻攻而内陷，乃批隙导窾①，游刃空虚之妙也②。

太阳病，过经十余日，心下温温欲吐，而胸中痛，大便反溏，腹微满，郁郁微烦，先此时自极吐下者，与调胃承气汤。若不尔者，不可与。但欲呕，胸中痛，微溏者，

---

① 批隙导窾（kuǎn 款）：谓在骨节空隙处运刀。比喻处理事情善于从关键处入手，因而顺利解决。
② 仲景下法……妙也：语出喻昌《尚论篇·阳明下篇》。

此非柴胡证。以呕，故知极吐下也。

　　言过经，病已经吐下者不当与柴胡，当与调胃承气也。已经吐下者，若膈内拒痛，硬满躁烦，及大便溏，是结胸下利之变。此但温温欲吐，胸中痛，大便微溏，腹微满，心微烦，故止用调胃承气也。成氏曰：心下温温欲吐，郁郁微烦，胸中痛，当责热邪于胸中。大便反溏，腹微满，则邪热已下于胃也。日数虽多，是传邪亦未可下，当与小柴胡以除上中二焦之邪。若曾吐下，伤损胃气，则邪乘虚入胃为实，非柴胡汤所能去，与调胃承气以下胃热。以呕，知胃气曾先伤动也。

　　上经四条，论伤寒过经不解治法。

　　过经者，谓病过七八日至十三日，通身经气一周、二周犹不解也。岂惟十三日，且有二十余日者矣。盖过经不解，病皆在阳经留连，若在阴经，则生死反掌，又不肯若是之持久矣。仲景曰：太阳病，至七日以上自愈者，以行其经尽故也。即《内经》"七日太阳病衰，头痛少愈①"之旨也。可见太阳一经，有行之七日以上者矣。其欲作再经者，谓欲再传一经也，必无厥阴交尽于里，复从皮毛再入太阳之理。

　　三阳合病，其热必盛，多用白虎、承气，故属之阳明。过经不解，宜于和解，多用小柴胡，故属之少阳也。

① 七日太阳……少愈：语见《素问·热论》。

太阴证治第九_{霍乱附}

太阴为病，经文止十数条耳，而温、清、散、下、和、补之法，无不备具，后人可以引申类长矣。然太阴一经，多是寒邪入里，而热证为少，以热病皆发于少阴，而不发于太阴也。故少阴一经治法寒热两备。

太阴之为病，腹满而吐，食不下，自利益甚，时腹自痛。若下之，必胸下结硬。

此言太阴总证也。太阴之脏为脾，太阴之脉入腹，故腹满时痛，吐利，为太阴病也。食邪在腹，则秽行而利减，此寒邪在脏，故自利日益甚也。阳邪所干，则痛而暴烦；此阴邪在腹，故腹时自痛也。盖邪逼于上，则吐而食不下。邪逼于下，则利甚而腹痛。上下交乱，中州无主，此但可行温散。设误下之，则在下之邪可去，而在上之邪陷矣。故胸下结硬，有同结胸之变也。

王氏曰：此风寒直中太阴，非阳邪传里者也。若阳邪传里，正当下之，何结硬之有？黄仲理①云：宜理中辈。

伤寒四五日，腹中痛，若转气下趋少腹者，此欲自利也。

言腹痛转气则欲下利也。伤寒四五日，邪气传里之时，腹中痛，为邪搏太阴。若转气下趋少腹，则又将入少阴而自利矣。明者见此，自当消患于未行也。

---

① 黄仲理：明代医家，生平不详，著《伤寒类证》一书。

自利不渴者，属太阴，以其脏有寒故也，当温之，宜服四逆辈。方见十卷。

言自利为寒宜温者也。少阴属肾水，热入而耗其水，故自利而渴。太阴属湿土，寒入而从其湿，则不渴而利。故太阴自利，当温也。

伤寒，脉浮而缓，手足自温者，系在太阴。太阴当发身黄，若小便自利者，不能发黄。至七八日，虽暴烦下利，日十余行，必自止。以脾家实，腐秽当去故也。

言自利之证脉浮缓、手足温则为脾实也。太阴脉本缓，故浮缓虽类太阳中风，然手足自温，则不似太阳之发热，更不似少阴、厥阴之厥逆，所以系在太阴。太阴湿热相蒸，势必发黄，然小便利，则湿下泄，而不发黄矣。此虽暴烦频利，有似少阴之证，然其利当自止。所以然者，以脉浮缓，手足温，知其人脾气实，而非虚寒之比，其湿热所积之腐秽，自当逐之而下也。若不辨晰，而以四逆法治之，则误矣。

太阴病，脉浮者，可发汗，宜桂枝汤。方见太阳。

言太阴宜散者也。太阴病，谓有腹痛、下利证也。太阴脉，尺寸俱沉，今脉浮，则邪还于表可知矣，故宜用桂枝解散。不用麻黄者，阴病不当大发其阳也，桂枝汤有和里之意焉。王肯堂曰：阴不得有汗，虽无汗可用桂枝也。

太阴中风，四肢烦痛，阳微涩而长者，为欲愈。

上言太阴中风可散，此言太阴中风自愈之候也。脾主四肢，四肢烦痛，风淫末疾也。然里有病，见于四肢，则邪欲出表矣。寸微尺涩，风邪去而显不足之象，更于不足中脉气治而向阳，是欲愈也。

伤寒，阴邪也，故自利宜用四逆。伤风，阳邪也，故烦痛见于四肢。凡脉浮者，多是太阴中风。

伤寒，胸中有热，胃中有邪气，腹中痛，欲呕吐者，黄连汤主之。

言腹痛宜和解者也。胸中有热，风在上也。胃中有邪气，寒在下也。阴邪在腹，则阳不得入而和阴，为腹痛。阳邪在上，则阴不得上而和阳，为欲呕吐。与黄连之苦，以降胸中之热；姜桂、半夏之辛，以散腹中之寒；人参、甘草、大枣之甘，又所以和胃而升降阴阳之气。

成氏曰：湿家下后，舌上如胎者，以丹田有热，胸中有寒，是邪气入里，而为下热上寒也。此伤寒邪气传里，而为下寒上热也①。喻氏曰：阴阳悖逆，皆当用和解法②。

黄连汤方

黄连　甘草　干姜　桂枝各三两　人参二两　半夏半升大枣十二枚

上七味，以水一升，煮取六升，去滓，温服一升。日三服，夜二服。

伤寒，阳脉涩，阴脉弦，法当腹中急痛者，先与小建中汤。不差者，与小柴胡汤主之。此与上条旧在太阳，今移此，以太阳无腹痛证也。

此寒气自少阳传来者也。阳脉涩，阴盛也。阴脉弦，阳邪入阴

---

① 湿家下后……上热也：语出成无己《注解伤寒论·辨太阳病脉证并治法》。

② 阴阳……和解法：语出喻昌《尚论篇·太阳中篇》。

也。阳微而邪气入阴，故腹中急痛。里寒急痛，当急救里，与小建中汤，里温而痛止矣。若不差，然后以小柴胡解其半表之邪，所谓先救其里，而后解其表也。成氏曰：当去黄芩加芍药。

本太阳病，医反下之，因而腹满时痛者，属太阴也，桂枝加芍药汤主之。

此言误下入里宜和者也。喻氏曰：阳病误下，其变皆在胸胁以上。此误下而腹满时痛，无胸胁等证，则邪已入阴位，所以属太阴也，仍用桂枝以升举阳邪，但倍芍药以和太阴之逆气，即桂枝汤加芍药三两也。

大实痛者，桂枝加大黄汤主之。

言实痛宜攻也。喻氏曰：大实痛，自可攻下。然阳分之邪，初陷太阴，未可峻攻，但于桂枝汤中少加大黄，七表三里，以分杀其邪可也，即桂枝汤加大黄一两。楼氏曰：表邪未解，乘虚传里，因而腹满大实痛，此方为宜。赵氏曰：太阴腹满证有三，有次第传经之邪，有宜入阴经之邪，有下后内陷之邪，不可不辨。

太阴为病，脉弱，其人续自便利，设当行大黄芍药者，宜减之，以其人胃气弱，易动故也。

言脉弱自利不宜用攻，与建中汤相发明也。腹满痛者，太阴病也，邪虽在里，而胃弱则易于动利，是以减大黄、芍药。

喻氏曰：此段叮咛，与阳明曰"不转失气"、曰"先硬后溏"、曰"未定成硬"皆是恐伤太阴脾气。此太阴证，而脉弱便利，减用大黄、芍药，又是恐伤阳明胃气。

伤寒，本自寒下，医复吐下之，寒格，更逆吐下。若食入口即吐，干姜黄连黄芩人参汤主之。此条旧在厥阴。

言邪热入里，体虚之人不宜妄用吐下也。本自寒下，是其人素胃寒下利也。所以才病伤寒，即不可妄行吐下，与病人旧有微溏，不可服栀子同意也。本自寒下，而复用吐下，则寒气格拒，病邪逆而吐下更甚，或食入口即吐也，故用干姜、人参以温补其胃，用芩连之苦以下气逆，亦从治法也。

干姜黄连黄芩人参汤方

干姜　黄连　黄芩　人参各三两

上四味，以水六升，煮取二升，去滓，分温再服。

太阴病欲解时，从亥至丑上。

脾为阴土，王于亥子丑，向阳而解也。

上经十二条，论太阴腹满自利诸治法。

附：霍乱证治法

问曰：病有霍乱者何？答曰：呕吐而利，名曰霍乱。

此辨太阴伤寒有霍乱证也。四山高而云在中，曰霍。则霍乱者，邪气扰乱，阳不得升，阴不得降之名也。风寒暑湿之邪，入于太阴，与水谷相搏，轻者止曰吐利，重者扰乱不宁，则曰霍乱也。

问曰：病发热，头痛，身疼，恶寒，吐利者，此名何病？答曰：此名霍乱。自吐下，又利止，复更发热也。

此言霍乱本以伤寒者也。发热、头痛、身疼、恶寒，皆太阳伤寒证也。因邪气入里，干于太阴，则上吐下利而为霍乱。利止复更发热，邪气仍出而之表也。

伤寒，其脉微涩者，本是霍乱，今是伤寒，却四五日至阴经，上转入阴，必本呕下利者，不可治也。欲似大便，而反失气，仍不利者，属阳明也，便必硬，十三日愈。所以然者，经尽故也。治字上疑脱一妄字。

言霍乱有阴阳之辨，不可妄治也。霍乱之脉，阴阳相干，胃气微弱，故脉来微涩，则阳气弱涩，则阴邪盛也。然伤寒下利之证，有自阳经渐传入阴者，有不俟传经即入阴而下利者，若微涩之脉，本呕而利，即恐是阴证，不可妄治也。其欲大便，而反失气，仍不利者，犹是邪在阳明而有热气迟留也，其便必硬。此当至十三日经尽而愈，又不可作阴证治也。

下利后，当便硬，硬则能食者愈。今反不能食，到后经中，颇能食，复过一经能食，过之一日当愈。不愈者，不属阳明也。

申明邪在阳分经尽当愈之故，其不愈者为阴病也。阳明利后，即当便硬，能食，而曰其不能食者，到七日后经气一周，当颇能食，复过一经之十三日则愈矣。若不愈，则是阴病，而非阳明也。

霍乱，头痛，发热，身疼，热多欲饮水者，五苓散主之；寒多不用水者，理中丸主之。五苓散方见四卷。

言霍乱有寒热之别也。头痛，发热，身疼，邪自太阳来也。其热多欲饮水者，为中于风而邪入里也，与桂枝以散风，与四苓以利入里之热。其寒多不饮水者，为伤于寒而邪入里也，与干姜之辛温以散在里之寒，与参术甘草以调气之不足。

伤寒霍乱，仲景详言之，而霍乱热证，止十五苓发其端，后人益以六和、六一诸治，皆推广仲景之意也。

理中丸方理中汤方同。

人参 甘草 白术 干姜各三两

上四味，捣筛为末，蜜和丸，如鸡黄大，以沸汤数合，和一丸研碎，温服之，日三服，夜二服。腹中未热，益至三四丸。然不及汤，汤法以四物依两数切，用水八升，煮取三升，去滓，温服一升，日三服。

加减法。

若脐上筑者，肾气动也，去术加桂四两。

肾寒动于下，则脐上筑动，术甘而壅补其中，故去之。桂辛甘热而入肾，故加之以泄奔豚。

呕多者，去术加生姜三两。

呕多是邪仍在上也，故以生姜之辛散呕。

下多者，还用术。悸者，加茯苓二两。

下多是湿胜也，故还用术。悸者，水气上乘也，故加茯苓以导水。

渴欲得水者，加术，足前成四两半。

泻多则津液不足，故加术以缓中而生津。

腹中痛者，加人参，足前成四两半。

泄利后腹痛则为虚，故加参；寒者加干姜，足前成四两半。

寒淫所胜，平以辛热。

腹满者，去术加附子一枚，服汤后如食顷，饮热粥一升许，微自温，勿发揭衣被。

脏寒则满，故去术之壅，加附子以温之，饮热粥勿发揭衣被，欲令寒气自内而达外也。

吐利止，而身痛不休者，当消息和解其外，宜桂枝汤小和之。

言里和表病宜如太阳例解外也。消息谓审其表里先后，伤寒有先表后里之法，亦有先里后表之法也。

吐利汗出，发热恶寒，四肢拘急，手足厥冷者，四逆汤主之。方见十卷

此下三条皆言吐利阴盛，证入少阴、厥阴者宜用四逆救治也。吐利而复汗出，几于阳气走失矣；发热恶寒，为阳未尽亡；而四肢拘急，手足厥冷，不得不用四逆助阳退阴也。

按：少阴证云：恶寒，身蜷而利，手足逆冷者不治。又云：下利，恶寒而蜷卧，手足温者可治。此之吐利，汗出，恶寒，四肢拘急，手足两冷，而犹用四逆治之者，以有发热一证也。发热为阳未尽亡，犹是病人生机，故经又曰：吐利，手足不逆冷，反发热者不死。

既吐且利，小便复利，而大汗出，下利清谷，内寒外热，脉微欲绝者，四逆汤主之。

既吐且利，则小便当少，乃小便复利，而大汗出，津液走失，阳气外亡矣。下利清谷，为阴盛于内；内寒外热，为阳散于外；且至于脉微欲绝，非四逆汤无以救阳气之几微也。

吐已下断，汗出而厥，四肢拘急不解，脉微欲绝者，通脉四逆加猪胆汁汤主之。方见十卷。

前言吐利汗出，发热恶寒，四肢拘冷，未至于脉微欲绝也。次言吐利大汗出，下利清谷，内寒外热，未有厥逆一证也。此则厥逆拘急，脉微欲绝两兼之矣。恐阴盛之极，至于格阳不得入，故加猪胆以从治，胆苦入心，而其气上通于阳也。

恶寒，脉微而复利。利止，亡血也，四逆加人参汤主之。

言虚寒利后宜温养也。成氏曰：恶寒，脉微而利，阳虚阴盛也。

利止，则津液内竭，故云亡血①。《要略》曰：水竭则无血。与四逆汤温经助阳，加入人参生津益血，即四逆汤加人参一两。

吐利发汗，脉平小烦者，以新虚，不胜谷气故也。

言霍乱愈后小烦为虚也。脉平，则病愈矣。而犹小烦者，以脾胃新复，虚而不胜谷气，但宜养胃节食以调之耳。

上经十一条，论霍乱诸治法。

霍乱一病，当在篇首辨证中，然所谓辨证者，是辨太阳诸表证，霍乱则治里为急也。吐利为太阴本病，故僭移属其经。叔和原本则无所属，而附之六经后。

---

① 恶寒……亡血：语出成无己《注解伤寒论·辨发汗吐下后病脉证并治法》。

少阴温散第十

肾中有真水，有真火。肾中真火，即坎内一画之阳，伏藏于二耦之中者也。火弱则水泛，而阴邪所入，皆得凭肾中之寒水作滔天之势，故为咳，为呕，为下利，为四肢沉重，为背寒，为逆冷。仲景绝不虑夫外邪，而妄用汗下以伤其阳，惟以真武、四逆、附子诸汤回肾中之真阳，使之作镇北方。此即王冰所谓"益火之源，以消阴翳"法也。若肾中之真火不能自存，则必烦躁，多汗，面赤，证反似阳而死矣。肾中真水，即坎外二画之耦，周迴于一奇之外者也。水弱则火炽，而热邪所入，尽得依肾中之阳火作蕴祟之患，故为心烦，为口燥，为呕痛，为不眠，仲景亦绝不虑夫外邪，而妄用汗下以伤其阴，惟以黄连阿胶、猪肤、猪苓诸汤，滋肾中之真阴，使之坐制南方。此即王冰所谓"壮水之主，以制阳光"法也。若肾中之真水不能营养，则必传入厥阴，热深厥深，咽痛者转为喉痹，呕咳者转吐痈脓，下利者转便脓血，甚者躁热厥逆、昏不知人，仍是肾气先绝而死也。故知仲景温经散寒之法与清热润燥之法，实如四时日月，并行不悖，后人漫未窥其藩篱，乃谓仲景书止可以治伤寒，不可以治热病，而卤莽灭裂，遇阴邪便用散，遇阳邪便下，甚且散下并用，欲概窃仲景三阳治法以混治三阴而欺世盗名，世且称述而莫之察也。予故分寒热为两篇，俾世之盲者复睹日月焉。

少阴之为病，脉微细，但欲寐也。

此总明少阴脉证也。阳脉滑大，阴脉沉细。寒邪深入于里，则脉微细，而与三阳之滑大迥殊。卫气行阳则寤，行阴则寐。邪入少阴，则阳气微弱，不能自振，故但欲寐也。

少阴病，欲吐不吐，心烦，但欲寐，五六日自利而渴者，属少阴也，虚故引水自救。若小便色白者，少阴病形悉具。小便白者，以下焦有寒，不能制水，故令色白也。

此明欲吐不吐，心烦欲寐，自利而渴，为少阴证，又当以小便之色，辨其寒热也。少阴之脉，循肺出，络心，注胸中。肾邪上逆，故温温欲吐，而复无物可吐，不似太阴之腹满而痛吐也。至五六日，邪传少阴之时，自利而渴，正是少阴病形。肾主二阴，下焦虚，故不能禁便。津液少，故引水自救。若自利而不渴，则属太阴也。然当以小便之色，辨其寒热。盖欲吐，心烦，自利而渴，有似传经热邪，若小便黄赤，即是热证。今小便色白，是下焦虚寒，不能克制寒水之气，故令溺白，当用温法，而不当寒下也。

王氏曰：此寒中阴经而传入阴脏者，虽引水自救，浮阳在上也。若有大渴，方可言阳邪传入阴经热证。

病人脉阴阳俱紧，反汗出者，亡阳也。此属少阴，法当咽痛而复吐利。

言少阴亡阳有咽痛吐利证也。阴阳俱紧，伤寒之脉也，法当无汗，而反汗出，肾中真阳亡走于外之证也。若以少阴亡阳之证而认为太阳中风，则误矣。阳不能内守，上逼则咽痛而吐。少阴之脉，上贯膈入肺，循喉咙系舌本也；下逼则利，肾主二阴也。

少阴病，脉微，不可发汗，亡阳故也。阳已虚，尺脉弱涩者，复不可下之。

言少阴脉证有汗下之禁也。脉微，则惧有亡阳之变，故不可汗。尺弱涩，则为里阴不足，故不可下。谓阳既虚矣，更不宜竭阴以速毙也。

上经四条，论少阴脉证之辨。

少阴病，始得之，反发热脉沉者，麻黄细辛附子汤主之。

此言少阴病宜表散者也。脉沉，为阴寒在里，不当复有外热，而反发热，乃是寒邪始得即入少阴，宜行表散之法者也。但三阴表法与三阳不同。三阴必以温经之药为表，而少阴尤为紧关，故以麻黄、细辛散邪，而以附子温经，俾外邪之深入者可出，而真阳亦不因之外越也。

麻黄细辛附子汤方

麻黄　细辛各二两　附子一枚，炮，去皮，切八片

上三味，以水一斗，先煮麻黄，减二升，去上沫，内药，煮取三升，去滓，温服一升，日三服。

少阴病，得之二三日，麻黄附子甘草汤微发汗。以二三日无里证，故微发汗也。

此言邪传少阴发散轻缓之剂也。曰少阴病，是有脉微细，但欲寐证也。无里证，谓吐利、烦躁、呕渴也。既无里证，病尚在经可知，故以麻黄附子甘草之温经散寒者微发其汗，若里证见，则又不可发汗矣。

按：麻黄附子细辛汤，是始得之便入少阴者，故以细辛直发其邪。此麻黄附子甘草汤，是得之二三日，自太阳传入少阴者，故止以麻黄、甘草去邪，而以附子温经，为解散之缓法也。

麻黄附子甘草汤方

麻黄　甘草各二两　附子一枚，炮，去皮，破四片

上三味，以水七升，先煮麻黄一两沸，去上沫，内诸药，煮取三升，温服一升，日三服。

少阴病，咽中痛，半夏散及汤主之。

此言客寒咽痛治法也。少阴病，其人但咽痛，而无燥渴、心烦、咽疮、不眠诸热证，则为寒邪所客，痰涎壅塞而痛可知，故以半夏之辛温涤痰，桂枝之辛热散寒，甘草之甘平缓痛。成氏曰：甘草汤主少阴客热咽痛，桔梗汤主少阴寒热相搏咽痛，半夏散及汤主少阴客寒咽痛也①。

半夏散及汤方

半夏　桂枝　甘草各等分

上三味，各别捣筛已，合治之，白饮和服方寸匕，日三服。若不能散服者，以水一升煎七沸，内散一二方寸匕，更煎三沸，下火令小冷，少少咽之。

上经三条，论少阴宜散之法。

少阴病，身体痛，手足寒，骨节疼，脉沉，附子汤主之。

言体寒脉沉宜温其里也。成氏曰：少阴属肾水，而主骨节体疼肢冷。脉沉，寒成于阴也。身痛，骨痛，若脉浮，手足热，则可发汗；此手足寒，脉沉，故与附子汤温经。

附子汤方

附子二枚，炮，破八片，去皮　茯苓三两　人参二两　白术四两　芍药三两

上五味，以水八升，煮取三升，去滓，温服一升，日

---

① 甘草汤……咽痛也：语出成无己《注解伤寒论·辨太阴病脉证并治法》。

三服。

少阴病，得之一二日，口中和，背恶寒者，当灸之，附子汤主之。

言初得之证，口和背寒，宜大温经也。得之一二日，即前条始得之之互文①也。口中和，不渴，不燥，全无里热也。《内经》曰：背为阳②。背恶寒，则阳虚阴盛，寒深可知。若风寒在表而恶寒，则一身尽寒矣。经曰：无热恶寒者，发于阴也。灸之以助阳消阴，与附子汤温经散寒。

经又曰：伤寒，无大热，口燥渴，心烦，背微恶寒者，白虎加人参汤主之。彼是阳气乘阴虚而内陷之恶寒，与此之阴寒气盛者不同。阳入阴者，则口燥，心烦。寒气盛者，则不能销铄津液，故口中和。

伤寒惟附子汤用附子最重，又益之参术理中，茯苓利水，盖欲克制北方之水，使阴寒不至上逆耳。芍药之用，则所以入里而和阴，使寒盛不至格阳也。

少阴病，脉沉者，急温之，宜四逆汤。

言脉沉即宜急温，所谓见微知著，消患于未形也。喻氏曰：邪入少阴，宜与肾气相搏击，乃脉见沉而不鼓，即《内经》所谓肾脉独沉之义。其人阳气衰减可知，故当急温之，以助其阳③。

成氏曰：既吐且利，小便复利，而大汗出，下利清谷，内寒外热，手足厥冷，脉微欲绝不云急温，而此脉沉便云急温者，彼虽寒甚，证已外见，治之则有成法；此止脉沉，未有形证，非急温之无以

---

① 互文：谓上下文义互相阐发，互相补足。
② 背为阳：语本《素问·金匮真言论》。
③ 邪入少阴……阳也：语出喻昌《尚论篇·少阳经前篇》。

杜将来诸变也①。

四逆汤方

甘草二两，炙　干姜一两半　附子一枚，生用，去皮，破八片

上三味，㕮咀，以水三升，煮取一升二合，去滓，分温再服。强人可大附子一枚，干姜三两。

少阴病，饮食入口即吐，心下嗢嗢欲吐，复不能吐。始得之，手足寒，脉弦迟者，此胸中实，不可下也，当吐之。若膈上有寒饮，干呕者，不可吐也，急温之，宜四逆汤。

此言少阴欲吐为肾邪上逆，当温不当吐也。欲吐不吐，阴邪上逆之证也。若是始病得之，邪未深入，其手足但寒而不厥，脉但弦迟而不沉细，则为邪实胸中，寒尚在表，属于阳分，当吐而不当下。吐者有物，呕则无物，两者须辨。若膈上有寒饮，但见干呕而不能吐出，则是阴寒上逆，当温而不当吐也。曰急温者，明不温则有厥逆无脉诸变也。

少阴病，吐利，手足厥冷，烦躁欲死者，吴茱萸汤主之。

言少阴犯真寒者救治法也。吐利，阴邪在里，上干脾胃也。厥冷，阳不温于四肢也；烦而且躁，则阴盛之极，至于阳气暴露，扰乱不宁也。证至此，几濒危矣。非茱萸之辛温无以降肾气之上逆，非人

---

① 既吐且利……变也：语出成无己《注解伤寒论·辨太阳病脉证并治法》。

参、姜、枣之甘温无以培中土而制肾邪也。

按：经言少阴病，吐利躁烦四逆者，死。而此主以吴茱萸汤，是可无死也。然窃疑四逆与厥冷有别。四逆者，谓四肢逆冷，从指头至肘膝皆寒也。厥冷者，言自指头至腕踝冷也。躁烦与烦躁亦有别，躁者阴躁，烦者阳烦。躁烦者，言自躁而烦，是阴邪已外逼也。烦躁者，言自烦而躁，是阳气犹内争也。其轻重浅深之别，学者宜审详之。

少阴病，下利，白通汤主之。

此言下利宜通其阳也。少阴病，谓有脉微细，欲寐证也。少阴下利，阴盛之极，恐至格阳，故用姜附以消阴，葱白以升阳。通之者，一以温之而令阳气得入，一以发之而令阴气易散也。

白通汤方

葱白四茎　干姜一两，炮　附子一枚，生用，去皮，破八片

上三味，以水三升，煮取一升，去滓，分温再服。

少阴病，下利脉微者，与白通汤。利不止，厥逆无脉，干呕烦者，白通加猪胆汁汤主之。服汤后，脉暴出者死，微续者生。

言阴盛格阳有胆汁通阴法也。以白通与之，宜乎阳可救阴。乃利不止，反至厥逆无脉，则阴邪愈无忌矣。干呕而烦，则阳药在膈而不入阴矣。此非药不胜病，乃无向导之力也。加人尿、猪胆之阴寒，则可引姜附之温，入格拒之寒而调其逆，此《内经》从治法也。服汤，脉暴出，真阳已离根也；脉微续，阳渐复也。

人尿、猪胆，是取其同气，引入阴分。然人尿之气下行，从其阴气前通也；猪胆之气上行，欲其阴气上通也。猪为水畜，亦取其同气

相求。

白通加猪胆汁方

葱白四茎　干姜一两　附子一枚，生用，去皮，破八片　人尿五合　猪胆汁一合

上三味，以水三升，煮取一升，去滓，加胆汁、人尿，和令相得，分温再服。若无胆，亦可用。

少阴病，下利清谷，里寒外热，手足厥逆，脉微欲绝，身反不恶寒，其人面赤色，或腹痛，或干呕，或咽痛，或利止脉不出者，通脉四逆汤主之。其脉即出者，愈。

言下利格阳有通脉法也。下利清谷，手足厥逆，脉微欲绝，为里寒；身反不恶寒，面赤色，为外热。是为阴盛于内格阳于外，不能内返，故仿白通之法，加葱入四逆中，以散阴通阳。面赤，阳浮于上也，故以葱上通之。腹痛，阴搏于下也，故以芍药下利之。干呕，阴上逆也，故以姜之辛散之。咽痛，阳上遏也，故以桔梗之苦降之。利止而脉不出，阴血枯竭也，故以人参补之。前云脉暴出者死，此云脉即出者愈，言脉即微续而出也。若出之难迟，则真阳已随热势外散矣。

前白通汤是阴盛于内，而欲急回其阳，故用干姜附子汤加葱以通阳，而不用甘草之和缓。此通脉四逆汤是阴盛于内，已至格阳，故用四逆汤倍干姜以接外阳，而用甘草以和之。若真气已虚，则并用人参以接之，此当细别也。

通脉四逆汤方

甘草三两，炙　附子大者一枚，生用，去皮，破八片　干姜

三两

上三味，以水三升，煮取一升二合，去滓，分温再服。

面赤色者，加葱九茎。腹中痛者，去葱，加芍药二两。呕者，加生姜二两。咽痛者，去芍药，加桔梗一两。利止，脉不出者，去桔梗，加人参二两。

少阴病，二三日不已，至四五日，腹痛，小便不利，四肢沉重疼痛，自下利者，此为有水气。其人或咳，或小便利，或下利，或呕者，真武汤主之。

此言少阴下利，寒湿内胜者也。二三日不已，至四五日，无有厥逆、烦躁诸变，而腹中痛、小便不利、四肢重痛，此肾中真阳不能制水，而寒水之气迟留中外也。腹痛，水侮土也。小便不利，自下利，湿胜而水谷不别也。身重，湿流关节也。咳呕，水气上逆也。以附子益火，以白术培土，以茯苓利湿，以生姜散寒，皆所以制水也。至芍药之用，则以和腹痛之逆邪，而引水下行。

真武汤方

茯苓　芍药　生姜各三两　白术二两　附子一枚，炮，去皮，破八片

上五味，以水八升，煮取三升，去滓，温服七合，日三服。

张氏曰：白通、通脉、真武，皆为少阴下利而设，白通四证附子皆生用，惟真武一证熟用者。凡附子生用，则温经散寒，炮熟则益阳去湿。白通诸汤以下利为重，真武汤以寒湿为先，故用药有轻重之殊。又干姜以佐生附为用，生姜少资熟附之散也。

若咳者，加五味半升，细辛、干姜各一两。

五味之酸，以收逆气；干姜、细辛之辛，以散水寒。

若小便利者，去茯苓。

小便既利，则不必再利水以虚其下。

若下利者，去芍药，加干姜二两。

芍药酸寒，下利故去之；干姜辛温暖中，故加之。

若呕者，去附子加生姜，足前成半斤。

呕则邪犹在表，故止以生姜重散其寒，而不必遽以附子大温其中也。盖咳呕、腹痛下利、四肢重痛，皆水寒之证也。咳呕则病邪逆于上，故有收逆之法与发散之法。下利，小便不利，则病邪深于下，故有温中之法与利水之法，一加减之间，非苟然也。

喻氏曰：太阳篇中，厥逆、筋惕肉𥆧而亡阳者用真武矣。兹少阴之水湿上逆，仍用真武以镇摄之。可见太阳膀胱与少阴肾一脏一腑，同居北方寒水之位。腑邪为阳邪，藉用麻桂为青龙；脏邪为阴邪，藉用附子为真武。得此二汤以涤痰导水，消阴摄阳，其神功妙用，真有不可思议者矣①。

少阴病，下利，脉微涩，呕而汗出，必数更衣，反少者，当温其上，灸之。

言少阴下利有灸上法也。喻氏曰：微则阳虚，涩则阴虚，下利而脉见微涩，为真阴真阳两伤之候矣。呕者，阴邪上逆也。汗出者，阳虚不能外固，阴弱不能内守也。数更衣，反少者，阳虚则气下坠，阴弱则勤努责也。是证阳虚本当用温，而阴弱复不宜于温，一药之中既欲救阳，又欲护阴，漫难区别，故于颠顶百会灸之，以温其上而升其

---

① 太阳篇中……者矣：语出喻昌《尚论篇·少阴经前篇》。

阳，庶阳不至下陷以逼迫其阴，然后阴得安静，而里急自止耳。此护阴救阳法也①。

前用吴茱萸汤兼温其中，此用灸法独温其上，妙义令人舞蹈。

少阴病，吐利，手足不逆冷，反发热者，不死。脉不至者，灸少阴七壮。

言少阴吐利，手足不逆冷而脉不至，有灸少阴法也。少阴之证既吐且利，阴寒在内，手足逆冷，其常也。若不逆冷，而反发热，则真阳犹未衰弱，故可不死。然正恐真阳越出躯壳之外，故反发热也。设脉不至，则当急温无疑，而手足不逆冷，又无用四逆之理，故用灸法以引其阳内返，斯脉至而吐利将自止矣。

前条通脉四逆汤，是里寒外热，手足厥逆，而脉不至者也。此条用灸法，是里寒外热，手足不逆冷，而脉不至者也。上条灸其上，是阳气下陷者也；此条灸少阴，是阳气外越者也。少阴动脉在足内踝。

喻氏曰：前条背恶寒之证，灸后用附子汤，阴寒内凝，非一灸所能胜也。此条手足反热，止是阴内阳外，故但灸本经，以引之内入，不必更用温药也。

上经十一条，论少阴温治诸法。

少阴病，脉紧，至七八日自下利，脉暴微，手足反温，脉紧反去者，为欲解也。虽烦，下利必自愈。

言少阴下利，以脉微、手足温为欲解也。少阴脉紧，寒盛也。至七八日传经尽，欲解之时也，自下利，脉暴微，寒气得泄也。若阴胜阳虚，则手足厥而脉紧不去，今手足反温，则阴退阳复而欲解矣。

---

① 微则阳虚……法也：语出喻昌《尚论篇·少阴经前篇》。

下利，烦躁，为逆，此正胜邪微，故虽烦，下利必自止也。少阴负趺阳者，为顺也。

言脉宜胃气胜也。趺阳，足阳明胃脉也，在足跗上。少阴属于水，水不胜土，则胃气犹存，故曰顺。

少阴病欲解时，从子至寅上。

成氏曰：阳生于子为一阳，丑为二阳，寅为三阳，少阴解于此者，阴得阳则解也。喻氏曰：各经皆解于所王之时，而少阴独解于阳生之时，阳长则阴消也，而少阴所重在真阳可知矣。

少阴病，下利若自止，恶寒而踡卧，手足温者，可治。

言下利恶寒，以手足温为可治也。少阴下利，恶寒踡卧，寒极而阴盛也。然手足温，则阳未尽夺于阴，故为可治。

少阴病，恶寒而踡，时自烦，欲去衣被者，可治。

言下利恶寒，以烦热为可治也。恶寒而踡，阴邪甚也。时自烦，欲去衣被，阳犹内争也。此与亡阳躁乱之证不同，故为可治，谓可用温治也。

按：烦与手足温，皆为可治。是以下利之证，躁与四逆，皆为死候也。

少阴病，恶寒，身踡而利，手足逆冷者，不治。

喻氏曰：阴盛无阳，即用四逆等法，回阳气于无何有之乡。其不能回者多矣，故曰不治①。

少阴病，吐利，躁烦，四逆者，死。

上吐下利，因至躁烦，则真阳外扰，更加四肢逆冷，则阴盛之

---

① 阴盛无阳……不治：语出喻昌《尚论篇·少阴经前篇》。

极，至于胃肠俱绝，故主死。

前条云少阴病吐利，手足厥冷，烦躁欲死者，吴茱萸汤主之，是主于急温其中也。此条云四逆者死，仍是中气竭绝之虞。是以上工见微知著，早用温治，而今也不惟不识温之，且以躁烦为热而益之寒矣。

少阴病，四逆，恶寒而身踡，脉不至，不烦而躁者，死。

四逆，恶寒而身踡，脉不至，阴盛无阳矣。设自烦，则是微阳未绝，犹或可用四逆、白通之法。今并不烦而躁，则肾中真气愦乱于外，如灯将灭而暴明，其能久乎？

少阴病，脉微沉细，但欲卧，汗出不烦，自欲吐。至五六日，自利，复烦躁，不得卧寐者，死。

脉微沉细，但欲卧，少阴本证也。汗出不烦，阳虚也。但欲吐，阴邪上逆也。乃不之温，至五六日传经尽，更自利，复烦躁，不得卧寐，非外邪至此转加，正肾中之真阳扰乱，顷刻奔散，此时即欲温之亦无及矣。

少阴病，下利止，而头眩，时时自冒者，死。

下利既止，其人似可得生，乃头眩，时时自冒者，阴虚之极，诸阳无附，而纷动于上也，主死何疑？成氏曰：下利止，则水谷竭。时眩冒，则阳气脱①。

少阴病，六七日，息高者，死。

肾为生气之源，息高则真气散走于胸中，不能复归于气海，故主

---

① 下利止……阳气脱：语出成无己《注解伤寒论·辨少阴并脉证并治法》。

死也。

喻氏曰：六七日字，辨证最细，盖经传少阴而息高，与二三日太阳作喘之表证迥殊也。

上经八条，论少阴可治不可治脉证。

少阴清解第十一

《内经》曰：人之伤于寒也，则为病热①。故邪传入里多郁而为热也。然有寒藏于里，遇温热之气而发者，即《内经》所谓"冬伤于寒，春必病温②"也。河间以伤寒为热病，无有寒证。而论治诸方，悉本仲景所增加者，仅双解散、凉膈散、解毒汤数方耳，然皆是青龙、白虎、黄连诸方遗意，为三阳合病治法。而于三阴治法，则全未之详也。岂热入三阴，遂漫无分别而概用下法乎？夫藏于精者，春不病温，下之则益虚其阴，故仲景于少阴热证虽有急下救阴之法，而未尝概用下法以伤阴也。则河间于阴经非但有遗温治之法，抑于凉治之法亦有所未备也。故以论热者，悉列此篇，俾人知仲景书不专为即病之伤寒设，而为万世示准则焉。

少阴病，脉细沉数，病为在里，不可发汗。

言热邪在里有发汗之禁也。少阴之脉微细，其常也。乃沉而加之以数，证为热邪在里之证，发汗则动经而增燥热，有夺血之变矣。

成氏曰：少阴病，始得之，反发热，脉沉者，为邪在经，可与麻黄附子细辛汤发汗。此少阴病脉细沉数，为病在里，故不可发汗③。

少阴病，无论寒热，总有发汗之禁。脉紧反汗出者，为亡阳不可发汗，脉微为亡阳亦不可发汗。此脉细数，为热在里，亦不可发汗也。

---

① 人之伤于……病热：语见《素问·热论》。
② 冬伤于寒……病温：语见《素问·至真要大论》。
③ 少阴病……发汗：语出成无己《注解伤寒论·辨少阴并脉证并治法》。

少阴病，但厥无汗，而强发之，必动其血。未知从何道出，或从口鼻，或从目出，是名下厥上竭，为难治。

言强发少阴汗则有亡血之变也。脉沉细数，但厥无汗，是热深于里也，而强投辛燥之药，势必血道妄行。厥者，热深于下也。热深于下，血竭于上，是为危证。小儿痘疹，此证最多，业医者不可不识也。

少阴病，咳而下利，谵语者，被火气劫故也，小便必难，以强责少阴汗也。

亦言强发汗之变也。少阴之脉，循喉咙，其支别者上出肺，以火气强劫其汗，则热邪挟火上攻，必上逆为咳。肾主二阴，火气下攻，必逼迫而为利。心肾同源，火气内攻，必燔灼而谵语。小便必难者，三证皆妨小便也。肺为火热所伤，则膀胱气化不行。大肠奔逼无度，则水谷并趋一路。心包燔灼不已，则小肠必至枯涸。少阴是以有责汗之禁也。

少阴病，八九日，一身手足尽热者，以热在膀胱，必便血也。

言少阴身热不责汗，亦有便血之变也。病至八九日，邪当内解之时，乃反一身尽热，当是热盛于脏，邪逼于腑。膀胱之腑为肾之表，一身及手足正躯壳之表，故尔尽热也。热逼膀胱，少阴之血必从便出也。

前强发其汗，故血从上逆。此不因强发汗，故血从下出。上行为逆，故云难治；下行犹顺，故不云难治。

前卷少阴病，手足不逆冷，反发热者不死，阳未全亏也。此七八日，一身及手足尽热，阳盛于里也。

少阴中风，脉阳微阴浮者，为欲愈。

言中风欲愈之脉也。喻氏曰：风邪传入少阴，仍见阳浮阴弱之脉，则其势方炽，必阳脉反微，阴脉反浮，乃为欲愈。盖阳微则外邪不入，阴浮则内邪尽出，故欲愈也。伤寒之愈脉，此可类推①。

上经五条，论少阴热病脉证。

少阴病，得之二三日以上，心中烦，不得卧者，黄连阿胶汤主之。

言心烦不得卧治法也。二三日，邪未应传少阴，乃无呕、利、厥逆诸证，而心烦不得卧，是阳热内烦，真阴为邪热煎熬也。故以解热滋阴为主，治与芩、连之苦除热，鸡黄、阿胶之甘生血，芍药之酸收阴气而泄邪热。

黄连阿胶汤方

黄连四两　黄芩一两　芍药二两　鸡子黄二枚　阿胶三两

上五味，以水五升，先煮三物，取二升，去滓，内胶烊尽，小冷，内鸡子黄，搅令相得，温服七合，日三服。

少阴病，二三日至四五日，腹痛，小便不利，下利不止，便脓血者，桃花汤主之。

言下利脓血治法也。腹痛、小便不利，少阴热邪也。而下利不止、便脓血，则证为伤血且有中气下脱之虞矣。石脂之味辛涩可以除热固脱，而色赤者可以入血；加粳米之甘，益中虚也；用干姜之热，亦所以存中气于欲坠之时，而并假其气以从治，犹之白通汤加人尿、猪胆，干姜黄芩黄连人参汤用芩、连也。

桃花汤方

赤石脂一斤，一半全用，一半筛末　干姜二两　粳米一升

---

① 风邪传入……类推：语出喻昌《尚论篇·少阴经后篇》。

上三味，以水七升，煮米令熟，去滓，内赤石脂末方寸匕，温服七合，日三服。若一服愈，余勿服。

少阴病，下利便脓血，桃花汤主之。

言凡下利、便脓血则为协热，便可用桃花汤也。名桃花者，一以取其色之似，一以取其得春之气也。

少阴病，下利便脓血者，可刺。

刺经穴以散其热。

少阴病，下利六七日，咳而呕渴，心烦不得眠者，猪苓汤主之。方见太阳。

言下利，咳而呕渴，心烦不眠治法也。下利六七日，热邪当解之时，乃咳而呕渴、心烦不得眠者，是热邪上逆也。与二苓、滑、泽清上道之热邪，而兼别水谷；与阿胶之补，滋少阴之不足，而兼以固便也。

少阴病，下利、咽痛、胸满、心烦者，猪肤汤主之。

言下利、咽痛、胸满、心烦治法也。少阴之脉，从肾上贯膈，入肺中，循喉咙，其支别者从肺出，络心，注胸中。少阴下利，则阴气下竭；咽痛、胸满、心烦，则火邪上逼，故与猪肤以入肾而润燥。猪肤者，猪肉外皮去其肥白者是也。此与用黑驴皮之意同。盖猪，水畜也，其气先入肾，少阴燥热以是润之，加白蜜以助其上润心脾，加白米粉熬香，以佐其温养中土也。

喻氏曰：阳微者用附子温经，阴微者用猪肤润燥。温经润燥中具散邪之义，比而观之，思过半矣①。

---

① 阳微者……半矣：语出喻昌《尚论篇·少阴经后篇》。

猪肤汤方

猪肤一斤

上一味，以水一斗，煮取五升，去滓，加白蜜一升，白粉五合，熬香，令相得，温分六服。

少阴病，二三日，咽痛者，可与甘草汤。不差者，与桔梗汤。

言咽痛治法也。邪热客于少阴，上逼则咽痛，用甘草者缓其势也，用桔梗者开提其邪也。

喻氏曰：此在二三日，他证未具，故可用之。若五六日，则少阴下利，呕逆诸证蜂起，此法又未可用矣。

甘草汤方

甘草二两

上一味，以水三升，煮取一升半，去滓，温服七合，日一服。

桔梗汤方

桔梗一两　甘草二两

上二味，以水三升，煮取一升，去滓，分温再服。

少阴病，咽中伤，生疮，不能言语，声不出者，苦酒汤主之。

言咽痛声不出治法也。热伤于络，则经络燥涩，津液留结，而生疮不能言语。半夏之辛，开痰涎而发音声；鸡子之甘，润燥而和咽疮；苦酒之苦，降热而和血。咽痛忌汗、忌寒下，故甘草、桔梗、苦酒三方，皆用和解之法，惟半夏散及汤，在前篇为辛散温解之法也。

苦酒汤方

半夏洗，破，十四枚　　鸡子一枚，去黄，将苦酒和入壳中

上二味，内半夏苦酒中，以鸡子壳置刀环中，安火上，令三沸，去滓，少少含咽之。不差，更作三剂服之。

按卵白象天，卵黄象地。前黄连阿胶汤用鸡子黄，义取入肾滋阴；此苦酒汤用鸡子白，义取入肺润疮。

少阴病，四逆，其人或咳，或悸，或小便不利，或腹中痛，或泄利下重，四逆散主之。

言四逆有和法也。吴氏曰：邪传至少阴，里有结热，则阳气不能交接于四末，故四肢逆冷而不温。用枳实所以破结气而除里热，用柴胡所以升发真阳而回四逆，甘草以和四肢之气，芍药以收失位之阴。此证虽曰阳邪在里，然慎勿用寒下。盖伤寒以阳为主，四逆有阴进之象，下之则阳易亏，陷而不出，故经谓诸四逆者不可下也。热邪传经，至于手足逆冷，最难辨认，谓为寒深于里，则无脉微欲绝证；谓为热深于里，则无烦渴证。盖只是热邪入结于里，而阳气不得顺行于四肢也。此证当用和解，不当用寒下，故经中用剂之轻少者，无如此方。经方于各味下，并无一两二两之文，止言各十分，捣筛，白饮和服方寸匕，则其轻缓解散之义可见矣。干姜、五味、桂枝、茯苓、附子、薤白各随证而加之，然皆是温中散结之品，则此证之不可用寒下又可概见矣。方用散者，取其轻扬于四肢也。

四逆散方

甘草　枳实　柴胡　芍药

上四味，各十分，捣筛，白饮和服方寸匕，日三服。

咳者，加五味子、干姜各五分，并主下利。

肺与大肠表里，故治颇同。五味子之酸以收阴，干姜之辛以散阳。

悸者，加桂枝五分。小便不利者，加茯苓五分。

悸者，气不能通行，心筑筑然悸动也。桂枝以通阳气；小便不利，热在下焦也，以茯苓渗热。

腹中痛者，加附子一枚，炮，令坼。

四逆加之腹痛，则寒胜矣，故加附子一枚。

泄利下重者，先以水五升，煮薤白三升，煮取三升，去滓，以散三方寸匕内汤中，煮取一升半，分温再服。

泄利下重，阳结于里而不上升也，加薤白以温中散结止利。

少阴病，得之二三日，口燥咽干者，急下之，宜大承气汤。

此下三条皆言少阴下证也。伤寒，传经五六日，邪入少阴，则口燥舌干而渴。今得病二三日即口燥咽干，即肾水不足上供，可知延至五六日，必枯槁难回矣。故急下以救肾水，即《内经》"满三日者可泄而已①"之旨。

少阴病，自利清水，色纯青，心下必痛，口干燥者，急下之，宜大承气汤。

热邪传入少阴，逼迫津水，注为自利，质清而无渣滓，色清而无黄赤相间，可见阳邪暴虐之极，反与阴邪无异。但阳邪来自卜焦，热结于里，心下必痛，口必干燥。设系阴邪，必心下满而不痛，口中和而不燥矣。故宜急下以救阴也。

火炽金流，故自利清水。金衰木旺，故面色纯青。火燥水涸，故

---

① 满三日……而已：语见《素问·热论》。

心痛口干。

　　少阴病，六七日，腹胀不大便者，急下之，宜大承气汤。

　　六七日不大便，则胃土过实，内热壅甚，肾水不足。以上俱有立尽之势，下之已迟，安得不急？成氏曰：此少阴入腑者也①。

　　上经十二条，论少阴热治法。

---

　　① 　此少阴入腑者也：语出成无己《注解伤寒论·辨阳明病脉证并治法》。

厥阴证治第十二 差后劳复、阴阳易病附　金匮百合、狐惑、阴阳毒病附

厥阴者，阴之尽也。厥字从逆从欠，谓阴之尽，而不足乎阳者也；又阴之尽，将上逆而接乎阳者也。《内经》谓：一阴至绝处，却作朔晦是也①。故热入厥阴者，得阳邪出表，不至内扰乎阴则愈。寒入厥阴者，得阳气来复，得以入而救阴则愈。皆以外阳得接乎内阴为顺。盖厥阴一证，经虽属阴，总欲其气通于阳也。邪既入，阴之尽与阳不接，势必厥逆。内攻其里，势必下利，为喉痹，为脓血者，皆阳胜之过也；为除中，为戴阳，皆阴盛之极也。世之治厥阴者，若涉大海，茫无津涯②。吾为两言以蔽之，治厥者，曰辨其寒厥热厥而已矣；治利者，曰辨其寒利热利而已矣。至于为呕，为哕，亦莫不有寒热之别也。故以仲景言寒言热者，分类而次，俾学者览之无多歧之惑焉。

厥阴之为病，消渴，气上撞心，心中疼热，饥而不欲食，食则吐蛔，下之利不止。

此总明厥阴证也。厥阴，木也，其气上行，其脉自尽，阴之地逆而上接乎阳，故厥阴之病邪，皆自下上逆也。消渴者，邪入厥阴，则虚阳上浮，故引水以自救，善消而渴，则其渴不为水止也。肝气通于心，厥气上逆，故气上撞心。心中疼热者，阴邪上逼乎阳也。木邪肆逆于土，故饥不能食。食则吐蛔者，胃中饥，蛔嗅食而出也。下之利不止者，邪入尽，阴无所复之，多至下利，下之则阳愈虚，故利不

---

① 一阴……是也：语见《素问·阴阳类论》。
② 津涯：岸，水边。

止也。

张卿子云：《素问》阴证三条，皆指传邪。仲景三阴首条，皆言病气，所谓伤寒本自寒下也。太阴、少阴易明，惟厥阴条，种种似热。故《成注》①训为热深，不知少阴本经渴论，云"虚故引水自救"，何曾较之太阴咽干不渴，为寝热也。玩"下之利不止"一句，当爽然矣。尝见厥阴消渴数证，舌尽红赤，厥冷，脉微渴甚，服石膏、黄连等皆不救。

厥阴中风，脉微浮为欲愈，不浮为未愈。

厥阴之脉，微缓不浮，中风病传厥阴，脉转微浮，则邪还于表，而为欲愈。

厥阴病，欲解时，从丑至卯上。

丑寅卯，厥阴风木之主时，故病解。

厥阴病，渴欲饮水者，少少与之，愈。

邪传厥阴为传经，盖欲解之时，渴欲得水，热也。少少与之，令热气得解，胃气得润则愈，不令过也。然水性甘寒，胜于苦寒多矣。

上经四条，统论厥阴脉证。

凡厥者，阴阳气不相顺接，便为厥。厥者，手足逆冷者是也。

此下皆言厥证也。厥阴为脉之尽，欲内之阴气与外之阳气相顺接。邪气深陷，或寒或热，阴皆不得与阳相顺接，故手足为之逆冷。寒入而不与阳接者，阴内伏也；热入而不与阳接者，阳内陷也。

伤寒病，厥五日，热亦五日，设六日当复厥，不厥者

---

① 成注：谓成无己《注解伤寒论》。

自愈。厥终不过五日，以热五日，故知自愈。

言阴阳胜复之数恰相当而以阳胜为愈也。阴胜则厥，阳胜则热。设六日为阳胜，故当复厥；设不厥为阳全胜，故愈。若先热后厥者，厥之尽亦不过五日，以热五日计，其往复之数，当自愈也。

伤寒，发热四日，厥反三日，复热四日，厥少热多，其病当愈。四日至七日，热不除者，其后必便脓血。伤寒，厥四日，热反三日，复厥五日，其病为进。寒多热少，阳气退，故为进也。

上明厥热往复之机，此以阴阳进退之义，明厥证重阳之意。厥阴大旨，昭然于此矣。

伤寒，先厥，后发热而利者，必自止，见厥复利。

言厥利以阳胜为欲愈也。阴气胜，则厥逆而利。阳气复，则发热而利自止。见厥则阴气还胜，而复利也。

上经四条，论厥证往复之机及厥证重热之旨。

伤寒，一二日至四五日而厥者，必发热。前热者，后必厥；厥深者，热亦深；厥微者，热亦微。厥应下之，而反发汗者，必口伤烂赤。

言热之浅深视厥之微甚，热深而厥者不宜升散也。阴极生阳，阳极生阴，造化自然之理也。故先厥后必热，先热后必厥。伤寒自一二日至四五日，厥而复热者，寒入太阳，即传厥阴及阴之尽，仍复热也。先热后厥者，热邪传至厥阴，即伏而厥也。厥深热深，厥微热微，热之浅深视厥之微甚，阴阳胜复之数然也。厥应下之者，谓热深之厥宜用寒下，而反用温散，则必热势上攻，而口伤烂赤矣。

后云诸四逆厥者不可下之，此云厥应下之，此寒热之别也。四肢通逆冷而厥，此时复安敢用寒下？厥应下之，是厥深热深之厥，安得不用寒下？故前贤谓热厥者，手足虽冷，而乍有温时，手足虽逆冷，而手足掌心必热。戴院使又以指甲之冷暖别厥证之寒热，皆慎之至也。

又，厥应下之是对发汗而言，谓厥应内解其热，不应外发其汗，如白虎汤、四逆散、小承气汤，皆下法也，而未尝有峻下之方，读者详之。

伤寒，始发热六日，厥反九日而利。凡厥利者，当不能食物，今反能食者，恐为除中①。食以索饼②，不发热者，知胃气尚在，必愈，恐暴热来出复去也。后三日脉之，其热续在者，期之旦日夜半愈。所以然者，本发热六日，厥反九日，复发热三日，并前六日，亦为九日，与厥相应，故期之旦日夜半愈。后三日脉之，而脉数，其热不罢者，此为热气有余，必发痈脓也。

言热厥不宜偏盛也。始发热六日，邪在表也，至六日，邪传厥阴，则厥利矣。厥反九日，则阴寒气胜，当不能食而反能食，恐是胃肠暴露，中气革除。若试之索饼，而不发热，则为胃气犹存矣。然虽非除中，又恐是阳气暴出，来而复去。《要略》曰：病人素不能食，而反暴思食，必发热是也③。若后三日脉之，其热续在者，则为阳复无疑矣，盖发热之日数与发厥之日数相应故也。若后三日而热气有

① 除中：谓胃气垂绝，而反能食的反常之象。
② 索饼：以麦粉做成的条索状食品，即面条。
③ 病人……是也：语出《金匮要略·脏腑经络先后病脉证》。

余，脉数不时，则又主痈脓也。

喻氏曰：少阴经中，内藏真阳，最患四逆。故云吐利，手足不逆冷，反发热者不死。厥阴经中内无真阳，不患其厥，但患不能发热钬，夫热少厥多耳。论中恐暴热来出而复去，后三日脉之，其热尚在，形容厥证重热之意最为明白。然得热与厥相应，犹无后患，若热气有余，病势虽退，其后必发痈脓，以厥阴主血，热与血久持不散，必至雍败也①。

伤寒，先厥后发热，下利必自止，而反汗出，咽中痛者，其喉为痹。发热无汗，而利必自止。若不止，必便脓血。便脓血者，其喉不痹。

言厥后发热，热气有余者有便脓血、喉痹之变也。厥得热，故利自止。若热气有余而反汗出，咽痛，则邪当自上发而为喉痹。既发热矣，即无汗而利必自止，若不止，则热气有余，邪必自下攻而便脓血。厥利热后之变尚如此，厥可言易治乎？

伤寒，热少厥微，指头寒，默默不欲食，烦躁数日，小便利，色白者，此热除也。欲得食，其病为愈。若厥而呕，胸胁满烦者，其后必便血。

此言厥之轻微者易愈，而热胜者便血也。热少厥微，故但指头寒，默默不欲食，厥阴之邪乘土也。烦躁数日，阳邪入里而欲出也。若小便利，色白，则邪热内解矣。更欲得食，是胃气和也，故愈。厥阴之脉，夹胃贯膈布胁肋，若厥而呕、胸胁满烦，是传邪之热上逆也。厥阴主血，热既不外泄又不内解，其后必便血也。

伤寒，脉滑而厥者，里有热也，白虎汤主之。

① 少阴经中……雍败也：语出喻昌《尚论篇·厥阴经全篇》。

言热厥治法也。滑为阳，厥为邪气入里而得滑脉，其里热炽盛可知。故宜用白虎以解热，与三阳之治不殊也。

前厥逆下利热胜者未有治法，非遗治法也，盖少阴之四逆散可会通也。

上经五条，论厥热往复及厥逆热甚之证。

病者手足厥冷，言我不结胸，小腹满，按之痛者，此冷结在膀胱、关元也。

言手足厥冷有阴邪下结之证也。阳邪结于上，阴邪结于下。手足逆冷，小腹满按之痛，其为阴邪下结可知。此当用温，用灸关元，在脐下三寸，为极阴之位。

伤寒脉促，手足厥逆者，可灸之。

伤寒脉促，则阳气蜷踡①可知，更加手足厥逆，其阳必为阴所拒而不能返，故宜灸之以通其阳也。

诸四逆厥者，不可下之，虚家亦然。

言厥逆禁下也。厥者，手足厥冷之名。四逆，是通举四肢言也。然总是阳气不顺接于阴。既不相接，下之则必脱绝也。喻氏曰：厥冷证，仲景总不欲下，无非欲其邪还于表，而阴从阳解也②。

伤寒五六日，不结胸，腹濡，脉虚，复厥者，不可下，此为亡血，下之死。

言阴虚而厥有下禁也。伤寒五六日，邪当入厥阴之时，乃阳邪不结于阳位，其腹濡软，其脉则虚，而手足厥冷，此由阴血素亏，阳邪陷入阴分，而致厥也。既无阳分结邪，下之益伤其阴，故为大戒。医

---

① 蜷踡（jújí 局急）：谓蜷曲，不能伸展。
② 厥冷证……阳解也：语出喻昌《尚论篇·厥阴经全篇》。

者常须识此，勿令误也。

前四逆厥不可下，为其阳虚也。此脉虚而厥不可下，为其阴虚也。阳虚下之，则阳气不复存。阴虚下之，则内陷之阳不复升矣，故厥阴总忌下也。

手足厥寒，脉细欲绝者，当归四逆汤主之。若其人内有久寒者，宜当归四逆加吴茱萸生姜汤主之。

言阴虚厥寒宜升阳养阴也。前条脉虚，此条脉细，互见其义。盖手足厥寒，阳陷也。脉细欲绝，阴弱也。故以归、芍益其不足之阴，以桂枝、细辛升其内陷之阳，通草以通其阴阳之气，乃甘草、大枣则所以和其中气而为养阴生阳之本也。若其人内有久寒，则益以生姜、茱萸之辛温助阳而散寒。不用姜附，以证无下利，不属纯阴也。盖脉细欲绝之人，姜附亦足以劫其阴，故不惟不轻用下，且亦不轻用温。

当归四逆汤方

当归　桂枝　芍药各三两　细辛　甘草　通草各二两
大枣二十五枚

上七味，以水八升，煮取三升，去滓，温服一升，日三服。

当归四逆加吴茱萸生姜汤方

即本方加吴茱萸二升，生姜半斤，以酒水各六升和，煮取五升，去滓，温分五服。

大汗出，热不去，内拘急，四肢疼，又下利，厥逆而恶寒者，四逆汤主之。

言大汗后下利厥逆急宜回阳也。大汗出而热不去，正恐真阳越出躯壳之外；若内拘急，四肢痛，更加下利，厥逆，恶寒，则在里纯是阴寒。故急用四逆以回阳，而阴邪自散也。

大汗，若大下利，而厥冷者，四逆汤主之。

言厥逆因于大汗、大下利，急宜救阳也。大汗，则阳亡于外。大下利，则阴盛于内，故急宜回阳。

不因汗下而厥冷者用当归四逆，因汗下而厥冷者用四逆，此有缓急之机权。喻氏曰：此证无外热相错，其为阴寒易明。然既云大汗、大下，则阴津亦亡，但此际不得不以救阳为急，俟阳回乃可徐救其阴也。

上经七条，论厥逆诸寒证。

伤寒六七日，大下后，寸脉沉而迟，手足厥冷，下部脉不至，咽喉不利，吐脓血，泄利不止者，为难治，麻黄升麻汤主之。

言厥逆有因于误下致变者也。凡伤寒热炽者，其阴必虚，六七日虽当传里之时，脱表证仍在，则犹当清解，而不当用下。设以为大热不解而大下之，则阴伤而阳亦陷。寸脉沉迟，手足厥冷，下利不止，伤其阳而气内陷也。下部脉不至，咽喉不利，吐脓血，伤其阴而热内逼也。一下之误，既伤其阳，复伤其阴，故为难治。与升麻、麻黄、桂枝、干姜、甘草以升阳，而复以茯苓、白术调其下利，与当归、白芍、天冬、萎蕤、知母以滋阴，而复以石膏、黄芩清其内热。盖传经热邪从外入之于内者，仍当从内出之于外也，故曰汗出愈。观此，而可以知治热病厥逆大法也。

麻黄升麻汤方

麻黄二两半，去节　　升麻　　当归各一两一分　　知母　　黄芩

萎蕤各十八铢　石膏　白术　干姜　芍药　天门冬　桂枝

茯苓　甘草各六铢

上十四味，以水一斗，先煮麻黄一二沸，去上沫，内诸药，煮取三升，去滓，分温三服。相去如炊二斗米顷，令尽汗出，愈。

伤寒，脉微而厥，至七八日，肤冷，其人躁无暂安时者，此为脏厥，非蛔厥也。蛔厥者，其人当吐蛔。今病者静而复时烦，此为脏寒。蛔上入膈，故烦，须臾复止，得食而呕又烦者，蛔闻食臭出，其人当自吐蛔。蛔厥者，乌梅丸主之。又主久利方。

言厥有脏厥、蛔厥之别也。脏厥者，肾脏之阳绝也。蛔厥者，手足冷而吐蛔，胃藏之阳虚也。蛔厥者，蛔动则烦，而有静时，非若脏厥之躁，无暂安时也。乌梅味酸，蛔得之而软；连、柏味苦，蛔得之而伏；椒细味辛，蛔得之而死；干姜、桂、附以温脏寒；人参、当归以补胃虚。久利亦主此者，为其酸能收下，苦能燥湿，温补能益久利之虚，辛能直发阴经之邪也。

喻氏曰：脉微而厥，则阳气衰微可知，然未定其为脏厥、蛔厥也。惟肤冷，而躁无暂安时乃为脏厥。脏厥用四逆及灸法，其厥不回者死。若蛔厥，则时厥时烦，未为死候，但因此而驯至胃中无阳，则死也①。

乌梅丸方

乌梅三百枚　干姜十两　蜀椒四两，去子　附子六两，炮

---

① 脉微而厥……死也：语出喻昌《尚论篇·厥阴经全篇》。

当归四两　人参　桂枝　细辛　黄柏各六两　黄连一斤

上十味，异捣筛，合治之，以苦酒渍乌梅一宿，去核，蒸之五升米下，饭熟捣成泥，和药令相得，内臼中，与蜜杵三千下，丸如梧子大。先食饮服十丸，日三服，稍加至二十丸。禁生冷、滑物、臭食等。

伤寒，厥而心下悸者，宜先治水，当服茯苓甘草汤，却治其厥。不尔，水渍入胃，必作利也。

言厥有因于水渍而致寒者也。太阳篇中，饮水多者，心下必悸。此厥而心下悸，明系水饮所致，故以茯苓、甘草、桂枝、生姜先治其水，而后治厥。盖水解而厥亦自回也。不然水渍入胃，厥与利必相因而至也。

经文旧有"病人手足厥冷，脉乍紧者，邪结在胸中，心中满而烦，饥不能食者，病在胸中，当须吐之，宜瓜蒂散"一条，亦寒邪在表之厥也，已见太阳篇，故不重出。

上经三条，论厥证诸杂治法。

伤寒六七日，脉微，手足厥冷，烦躁，灸厥阴。厥不还者，死。

此下皆言厥证难治者也。伤寒六七日，正气当复，邪气当罢，脉浮身热为欲愈。若脉微而弱，阴胜阳也。烦躁，阳虚而愦蹶于外也。用灸法以复其阳，阳不回则死矣。

六七日为邪传厥阴之时，脉微而厥，未是危证。正危其烦躁，为微阳外露耳。

伤寒，发热，下利厥逆，躁不得卧者，死。

厥阴病，但发热即不死。以发热，则邪出于表，而里证自除也。

若外而发热，内而厥逆，下利不止，且至烦躁不解，则其发热又为阳气外散之候，而主死矣。

伤寒，发热，下利至甚，厥不止者，死。

成氏曰：《金匮要略》云：六腑气绝于外者手足寒，五脏气绝于内者利下不禁。伤寒发热，为邪气独甚；下利至甚、厥不止，为脏腑气绝，故死①。

发热而厥，七日下利者，为难治。

发热而厥，邪传里也。延至七日，漫无往复之机，反见下利，则邪深于里，正气有虚脱之虞，虽未见烦躁诸证，而已为难治也。

上经四条，论厥逆不可治证。

下利，脉沉而迟，其人面少赤，身有微热，下利清谷者，必郁冒汗出而解。病人必微厥，所以然者，其面戴阳，下虚故也。

言下利里寒者也。下利清谷，其脉沉迟，寒在里也。面少赤，身有微热，则仍兼表邪，故必从汗解。但面赤为戴阳之证，阳欲从上露，其下必虚，其手足必微厥。则一汗之中，大伏危机，又非可以卤莽发散也。

六经皆有下利之证，惟少阴、厥阴为难治。盖邪气入里，利深则必致厥，厥深亦必致利，故下利一证，经于少阴、厥阴皆详言之。前篇下利有少阴字者，叔和皆载入少阴篇中，此篇下利无少阴字，但有伤寒字者，叔和皆载入厥阴篇中。盖以伤寒下利，则无论少阴、厥阴，其治法皆可会通也。

下利清谷，里寒外热，汗出而厥者，通脉四逆汤

---

① 金匮要略……故死：语出《注解伤寒论·辨厥阴病脉证并治法》。

主之。

言下利阴盛格阳者宜通脉四逆也。下利清谷，里寒也。外热汗出而厥，阴盛格阳于外也。与通脉四逆，以通阳于重阴之下。

前少阴篇中下利清谷，里寒外热，手足厥逆，脉微欲绝，身反不恶寒，其人面赤色者，用通脉四逆矣。此虽面未戴阳，而汗出有亡阳之虞，安得不主用姜附也？前条面少赤，身微热，手足微厥，须汗而解者，故不轻主四逆。此条兼有汗出证，安得不主用四逆也？又前条面少赤，若用通脉四逆，宜于姜附甘草中加葱。此条汗出，若用通脉四逆，宜于姜附甘草中不加葱也。

下利腹胀满，身体疼痛者，先温其里，乃攻其表。温里四逆汤，攻表桂枝汤。

言下利腹胀宜先温里也。经曰：脏寒生满病。故虽有体痛之表证，然必先温其里。里温，然后可以桂枝领寒气出表。此与太阳下利，身痛，先里后表之治同。

下利清谷，不可攻表，汗出必胀满。

申明下利不可攻表也。下利清谷，寒深于里，若误发其汗，则阳出而阴弥漫，胸腹必胀满也。邪入少阴而下利清谷，故不可攻表。若太阳与阳明合病，热实于表而下利，则又用葛根汤矣。

伤寒，六七日不利，便发热而利，其人汗出不止者，死。有阴无阳故也。

言暴下利、汗出为亡阳死证也。六七日不利，忽发热而利，至于汗出不止，浑是外阳内阴，真阳顷刻无存。所以仲景早为调护，用温用灸，若俟汗出不止，乃始图之，则无及矣。

喻氏曰：邪乱厥阴，其死生全系乎少阴，不然厥阴之热深厥深，何反谓之有阴无阳哉①?

下利，手足厥冷，无脉者，灸之不温。若脉不还，反微喘者，死。

言下利死证也。喻氏曰：无脉，灸之不温，已为死证，然或根柢未绝亦未可知。设阳气随火气上逆，脉不还，胸反有微喘，则孤阳上脱而必死矣。此与"少阴病，六七日息高者，死"正同②。

下利后，脉绝，手足厥冷，晬时脉还，手足温者，生。脉不还者，死。

言利、厥、脉绝，以脉还厥温为生也。喻氏曰：利厥无脉，阳去难返矣③。然根本坚固者，生机或存一线。经一周时，脉还手足温则生，否则死矣。此即互上文，用通脉四逆、灸之意，所以不重赘通脉四逆、灸法也。

少阴下利，厥逆无脉，服白通汤，脉暴出者死，微续者生。厥阴下利，厥逆脉绝用灸法，晬时脉还者生，不还者死。可见求阳气者，非泛然求之无何有之乡也。根深宁极④之中，必有几微可续，然后藉温灸为鸾胶⑤耳。

上经七条，论下利诸寒证。

热利下重者，白头翁汤主之。

此言热邪内结者也。热邪内结，而致于下重，故纯用苦寒矣，散热厚肠。

---

① 邪乱厥阳……阳哉：语出喻昌《尚论篇·厥阴经全篇》。
② 无脉……正同：语出喻昌《尚论篇·厥阴经全篇》。
③ 利厥无脉……返矣：语见喻昌《尚论篇·厥阴经全篇》。
④ 宁极：宁静至极之性。
⑤ 鸾胶：相传用凤凰嘴和麒麟角熬胶可粘合弓弩的断弦。比喻重获生机。

白头翁汤方

白头翁　黄连　黄柏　秦皮各二两

上四味，以水七升，煮取二升，去滓，温服一升。不愈，再服一升。

下利欲饮水者，以有热故也，白头翁汤主之。

言渴而下利宜治热也。喻氏曰：下利欲饮水，与脏寒利而不渴者自殊。热邪内耗津液，纵未显下重之证，亦宜以前汤胜其热。

按：少阴自利而渴，亦有虚而引水自救者，犹当以小便之赤白、脉之迟数种种细辨也。

下利谵语者，有燥屎也，宜小承气汤。此当是少阴证。

言下利谵语有燥屎宜下也。喻氏曰：此与阳明经谵语有燥屎正同。乃不用大承气而用小承气者，以下利肠虚，兼之厥阴脏寒，故但用小承气微攻其胃，总无大下之条耳。

下利后更烦，按之心下濡者，为虚烦也，宜栀子豉汤。

言利后虚烦宜涌也。成氏曰；下利不烦，为欲解。若更烦，而心下坚者，恐为谷烦。此烦而心下濡，是邪热乘虚，客于胸中，为虚烦也，与栀子豉汤，吐之则愈。

伤寒，下利日十余行，脉反实者，死。

言邪实正脱即死也。下利日十余行，里虚也。脉当微弱，今反实者，邪气胜也。

下利，脉沉弦者，下重也；脉大者，为未止；脉微弱者，为欲自止，虽发热不死。

言阴邪内结之脉证也。脉沉弦，邪结于里也，故主里急后重，而成滞下之证。大则病进，微弱数，邪气退而阳复也。此虽发热，不死。则脉大，身热者，其死可知。

下利，有微热而渴，脉弱者，令自愈。

言下利以阳复邪微为愈也。微热而渴，证已转阳，然正恐阳邪未尽也。脉弱，则邪气已退，故不治自愈。若下利，大热脉盛，又是逆候矣。

下利，脉数有微热，汗出，令自愈。设复紧，为未解。

此即上条之互文也。汗出则邪解，脉紧则不弱矣。邪方炽盛，故未愈。

下利，脉数而渴者，令自愈。设不差，必圊脓血，以有热故也。

此亦上文之义也。数为热，故不愈，必圊血。圊，厕也。

下利，寸脉反浮数，尺中自涩者，必圊脓血。

言热邪逼血之脉也。下利，脉当沉迟，乃寸反浮数，若是，邪还于表，则尺脉应自如。今尺中自涩，乃金受火克，热邪内逼，必便脓血也。

上经十条，论下利诸热证。

呕而脉弱，小便复利，身有微热，见厥者，难治，四逆汤主之。

言呕而厥者宜温其下也。呕者，邪气上逆之病也。脉弱，小便利，虚寒见于下也。身有微热，当为阳邪在表。然见厥逆，则为阴盛于里，而微阳有不能自存之忧也。故难治，用四逆以温其在下之寒。

干呕，吐涎沫，头痛者，吴茱萸汤主之。

言呕而头痛者宜温其上也。无水谷之外邪，故不吐而干呕。阴邪上逆，故吐涎沫。厥阴与督脉会于巅，故头痛。以吴茱萸之辛温，降其上逆之邪，而佐生姜以散之，皆治上也；人参、大枣止吐而和中，欲令其邪不至上逆也。

呕而发热者，小柴胡汤主之。

言呕而发热者宜和解其中也。呕，为厥阴之邪上逆；发热，为邪在少阳之半表，故以柴胡汤和解之。

呕家有痈脓者，不可治呕，脓尽自愈。

言呕而阳邪胜者不可妄以辛温治也。厥阴主血，邪上逆而呕，其阳胜者多结为痈脓，此不可以辛温治也。俟脓尽自愈，或当以辛凉开提其脓耳。

只一厥阴呕证，而表里上下寒热之法，无所不备，夫何苦而不读仲景书也。

上经四条，论厥阴呕证。

伤寒，大吐，大下之极虚，复极汗出者，以其人外气怫郁。复与之水，以发其汗，因得哕，所以然者，胃中寒冷故也。

此言哕而虚寒者也。哕，气上逆而呃忒之名也。大吐，大下，极虚矣。复极汗出，阳微阴弱，以外气有怫郁而热。医复与之水，以发其汗，胃寒得水，肾不能纳，遂逆而上呃矣。此为最危之候，后人治以理中、泻心是也。

伤寒，哕而腹满，视其前后，知何部不利，利之则愈。

此言哕而胃热内实，因于失下者也。前部不利，后人治以五苓。后部不利，后人治以承气是也。

哕为上逆之病，故亦列之厥阴。然而一虚一实，范围千载矣。

上经二条，论哕证。

伤寒脉迟，六七日，而反与黄芩汤彻其热。脉迟为寒，今与黄芩汤复除其热，腹中应冷，当不能食。今反能食，此名除中，必死。

言脉迟为寒，不宜更用寒药，以致除中之变也。中气为阴寒革除，则必暴露于外，而反能食。

上经一条，论脉迟误治成除中证。

附：差后劳复、阴阳易病

大病差后，劳复者，枳实栀子豉汤主之。若有宿食者，加大黄如博棋子大五六枚。

伤寒新差，气血未平，余热未尽，有劳复，有食复。劳复者，劳动而复，凡因言语思虑、梳澡劳作之类，复生余热者是也。食复者，强食而复，病势小愈，热有所藏，因其谷气相搏，复合而为病。《内经》曰：多食则复，食肉则遗也①。枳实、栀子、豆豉皆苦寒除热之品。栀豉之轻，可以上涌其热。枳实之重，可以下降其邪。宿食则益以大黄，亦以苦寒荡有形之热也。乃其制方之法，则在以清浆水七升，空煮至四升，盖浆水既热，则气上涌而不下趋，可以滋胃热而发微汗。清浆水乃泥浆水之清者，盖欲借土气以入胃耳。

病后犯房劳而复者，谓之女劳复，华佗以为必死。又非可用此上

---

① 多食则复……遗也：语见《素问·热论》。

涌下泄之药也。

枳实栀子豉汤方

枳实三枚　栀子十四枚，擘　豉一升，绵裹

上三味，以清浆水七升，空煮至四升，内枳实、栀子，煮取二升，下豉，更煮五六沸，去滓，温分再服，覆令微似汗。

伤寒差已后，更发热者，小柴胡汤主之。脉浮者，以汗解之；脉沉实者，以下解之。

差后更发热，余热未尽也，止和解以小柴胡。脉浮则热在表，脉沉实则热在里。上文栀子豉即表法，加大黄即下法也。

大病差后，从腰以下有水气者，牡蛎泽泻散主之。

大病差后，脾胃虚弱，不能约制肾水，邪壅下焦，故腰以下肿。《要略》曰：腰以下肿，当利小便。泽泻、葶苈、商陆、海藻皆所以直泄水气也，牡蛎、蜀漆兼攻邪也，栝蒌根兼导热也。水出高源，欲直入肺而导之，故用散而不用汤，止服方寸匕，盖药峻而剂则轻矣。

喻氏曰：脾土告困，以致水气泛滥，用诸药峻攻，何反不顾其虚耶？正因水势未犯身半以上，急排其水，所全甚大，设用缓剂，则阴水必浸及阳界，治之无及矣。庸工遇大病后，悉行温补，自以为功，岂知其后且有滔天之患钦①！

牡蛎泽泻散方

牡蛎熬　泽泻　栝蒌根　蜀漆洗，去腥　海藻洗　葶苈熬　商陆根熬，以上各等分

---

① 脾土……患钦：语出喻昌《尚论篇·厥阴经全篇》。

上七味，异捣，下筛为散，更入臼中，共治之。白饮和服方寸匕，小便利，止后服。日三。

大病差后，喜唾，久不了了者，胃中有寒，当以丸药温之，宜理中丸。

病后阳气不足，胃中虚寒，不内津液，故喜唾不了了。前牡蛎泽泻用散，欲其恋肺而下水耶。此理中用丸，欲其温胃而燥唾耶。

伤寒解后，虚羸少气，气逆欲吐者，竹叶石膏汤主之。

伤寒解后，津液不足则虚羸，余热不尽则伤气。与竹叶石膏汤，以调胃而去虚热。盖前条是治病后虚寒，此条是治病后虚热也。

竹叶石膏汤方

竹叶二把　石膏一斤　半夏半斤，洗　人参三两　甘草二两，炙　粳米半升　麦门冬一升，去心

上七味，以水一斗，煮取六升，去滓，内粳米煮熟，汤成去米，温服一升，日三服。

病人脉已解，而日暮微烦，以病新差，人强与谷，脾胃气尚弱，不能消谷，故令微烦，损谷则愈。

脉已解者，阴阳和适，无表里邪也。日暮微烦者，日中则卫气行阳，日暮而阳气已衰，故不能消谷而烦也。此但宜减损谷食以养脾胃，示不宜妄加药饵也。然损谷非绝不与之谷也，病后人宜微以谷养元气。

伤寒阴阳易之为病，其人身体重，少气，少腹里急，或引阴中拘挛，热上冲胸，头重不欲举，眼中生花，膝胫

拘急者，烧裈散主之。

伤寒之人，热毒藏于气血中者，渐从表里解散；惟热毒藏于骨髓中者，无由发泄。故差后与不病之体交接，男病传不病之女，女病传不病之男，所以名为阴阳易也。易病之人，身重少气，真气损也。少腹里急，引阴中拘挛，膝胫拘急，阴气极也。热上冲胸，头重不欲举，眼中生花，感动之毒，所易之气，重蒸于上也。与烧裈之灰，欲□□复其阴气，并令阴间热邪仍自下出，从下受之者仍从下导之使去也。故谓小便利，阴头微肿则愈。

诸家皆谓之女劳复，为阴阳易者非。李士材又谓：阴阳易，即女劳复也。犯女劳复者，多不救。其证颇类阴阳易，《千金》治以赤衣散、猳鼠屎汤。易老益以人参、麦冬。此又推广仲景之意，于不可救治中用救治法也。王宇泰曰：伤寒之邪自外入，劳复之邪自内出。

烧裈散方

上取妇人中裈近隐处者剪，烧灰，以水和服方寸匕，日三服。小便利，阴头微肿，则愈。妇人病，取男子裈当，烧灰。

上经七条，论伤寒差后阴阳易证治。

附：《金匮要略》百合、狐惑、阴阳毒病证治

百合，伤寒后证也。狐惑，伤寒中一证也。阴阳毒，即疫疠之毒也。皆宜采入伤寒，不知叔和何以弗录而遗之《要略》中。

百合病者，百脉一宗，悉致其病也。意欲食复不能食，常默默然，欲卧不能卧，欲行不能行，欲饮或有美

时，或有不用闻食臭时。如寒无寒，如热无热。口苦小便赤，诸药不能治，得药则剧吐利，如有神灵者。身形如和，其脉微数。每溺时头痛者，六十日乃愈。若溺时头不痛淅然①者，四十日愈。若溺快然，但头眩者，二十日愈。其证或未病而预见，或病四五日而出，或病二十日或一月微见者，各随证治之。

百脉一宗，悉致其病，谓无经络之可别也。欲食饮而不能，或闻食臭，胃热未清也。欲行卧不能，肾气不足也。如寒无寒，如热无热，虚则生寒，虚则生热，而实无有大寒热也。口苦，虚热上见也。小便赤，虚热下见也。诸药不能治，得药则剧。欲温补，则有热不受补；欲清降，则胃虚不任寒也。得溺时头痛，肾上连脑，肾气不足，故溺下注则头痛眩也。上条见证多端，虽为百脉合病，然总是真气不足，余热未除，故其脉来微数也。或未病而预见此，因虚劳而致伤寒也；或病后而见此，因伤寒而致虚劳也。

百合病，发汗后者，百合知母汤主之。下之后者，百合滑石代赭汤主之。吐之后者，百合鸡子汤主之。不经吐下发汗，病形如初者，百合地黄汤主之。

百合病一月不解，变成渴，煮百合洗方主之。百合病渴不差，栝蒌牡蛎散主之。百合病变发热者，百合滑石散主之。

肺为脉之宗，百脉一宗，悉致其病。上焦不足，肺之治节不行也。食饮不能，得药则剧，中焦不治，胃之水谷不入也。坐卧不能，

---

① 淅然：同"淅然"。怕风，寒栗之状。

溺时头痛眩，下焦不足，肾之阴精不能作强也。百合，补中益气，主心腹邪气寒热，其形敛，其色白，其气清，其味甘，可以入肺而行治节，可以调中而不伤胃，故以百合主治为允当也。汗后恐其津液衰少，故以知母滋之。知母苦寒，补虚益气润心肺，疗伤寒烦热也。下后，恐其热入于下，故以滑赭二石降之。滑石甘寒，益精气，主身热；代赭石甘寒，养血气，除五脏血脉中热也。吐后恐其伤胃，故以鸡子黄益之。鸡子黄甘平，止呕，补中虚也。不经汗吐下，病形如初，谓未病预见者也，此以生地黄滋之。生地黄甘寒，填骨髓主劳伤，补五脏内伤不足也。

渴则洗以百合，亦所以益肺气之不足也。不差，则主以栝蒌牡蛎。栝蒌根甘寒，能补虚劳、润心肺、主消渴、烦热。牡蛎，咸寒止渴，主留热在关节，荣卫虚热也。变而发热，则以滑石利之。滑石甘寒，益精气，主身热也。所主治多是甘寒之品，此可以知治虚劳有热者大法矣。

百合知母汤方

百合七枚　知母二两，切

上先以水洗百合，渍一宿，白沫出，去其水，更以泉水二升，煮取一升，去滓。别以泉水二升，煎知母，取一升，去滓合和，煎取一升五合，分温再服。

百合滑石代赭汤方

百合七枚，擘　滑石二两，碎，绵裹　代赭石如弹子大一枚，碎，绵裹

上先以水洗百合，渍一宿，当白沫出，去其水，更以泉水二升，煮取一升，去滓。别以泉水二升，煮滑石、

代赭，取一升，去滓，和合重煎，取一升五合，分温再服。

百合鸡子汤方

百合七枚，擘　鸡子黄一枚

上先以水洗百合，渍一宿，当白沫出，去其水，更以泉水二升，煮取一升，去滓，内鸡黄，搅匀，煎五分，温服。

百合地黄汤方

百合七枚，擘　生地黄汁一升

上以水洗百合，渍一宿，当白沫出，去其水，更以泉水二升，煮取一升五合，分温再服。中病勿更服，大便当如漆。

百合洗方

上用百合一升，以水一斗，渍之一宿，以洗身。洗已，食煮饼，勿以盐豉也。

栝蒌牡蛎散方

栝蒌根　牡蛎熬，各等分

上为细末，白饮服方寸匕，日三服。

百合滑石散方

百合一两　滑石三两

上为末，饮服方寸匕，日三服。当微利，止服，热则除。

百合病见于阴者，以阳法救之；见于阳者，以阴法救之。见阳攻阴，复发其汗，此为逆。见阴攻阳，乃复下之，此亦为逆也。

阴寒气胜，救之以阳，《内经》所谓用阳和阴也。阳热气胜，救之以阴，《内经》所谓用阴和阳也。见阳宜养其阴，发汗则阴津益损；见阴宜养其阳，下之则阳气益伤，故谓之逆。

前治皆用阴和阳法也，此复补以用阳和阴，故仲景用思最为精密。

上经四条，论百合证治法。

狐惑之为病，状如伤寒，默默欲眠，目不得闭，卧起不安。蚀于喉为惑，蚀于阴为狐。不欲饮食，恶闻食臭，其面目乍赤乍黑乍白。蚀于上部则声嗄①，甘草泻心汤主之。蚀于下部则咽干，苦参汤洗之。蚀于肛者，雄黄薰之。

狐惑谓其证疑惑令人难决所因也。《左传》"晦淫惑疾"谓：是阴晦之邪，生内热蛊惑也②。其状如伤寒，大约得之伤寒后，肠胃空虚，湿热熏蒸，蟹蚀入脏府，蟹攻血分，故默默欲眠。热蒸于胃，故目不得闭，卧起不安，而不欲食。蟹喜食血，故恶闻食臭，而面目乍赤乍白黑也。虫随呼吸以上攻，则伤肺而声哑；随下焦以蚀阴，则伤肾而咽干。《活人》谓：上唇有疮，虫蚀其脏；下唇有疮，虫蚀其肛也。上攻者，伐以芩连之苦，燥以姜夏之辛，诱以甘草之甘，而复加以人参、

---

① 嗄（shà 霎）：嗓音嘶哑。
② 是阴……惑也：语出《左传·昭公元年》。

大枣，皆以安胃制虫也。下攻者，其上无病，则独以苦参、雄黄制之。

甘草泻心汤方 _{前太阳篇方无人参}

甘草四两　黄连一两　半夏半斤　大枣十二枚　人参
黄芩　干姜各三两

上七味，水一斗，煮取六升，去滓，再煎，温服一
升，日三服。

雄黄薰方

雄黄一味，为末，筒瓦二枚，合向肛熏之。

病者脉数，无热，微烦，默默但欲卧，汗出。初得之
三四日，目赤如鸠眼。七八日，目四眦①_{一本下有黄字黑}。
若能食者，脓已成也，赤豆当归散主之。

无热者，表无热也。微烦，蟨蚀则烦也。默默但欲卧，昏冒之状
也。蚀脓已成，当归以行其血，赤小豆以解其热毒，排脓散血也。鸠
眼，有赤点如斑无数在白睛上。

赤小豆当归散方

赤小豆三升，浸令芽出，曝干　当归十两

上二味，杵为散，浆水服方寸匕，日三服。

上经二条，论狐惑证治法。

阳毒之为病，面赤斑斑如锦文，咽喉痛，唾脓血。五
日可治，七日不可治。升麻鳖甲汤主之。

阴毒之为病，面目青，身痛如被杖，咽喉痛。五日可

① 目四眦：谓两眼的内角、外角。眦，眼角。

治，七日不可治。升麻鳖甲汤去雄黄蜀椒主之。

阴阳毒者，邪恶之气，疫疠之毒也。面赤，身斑斑如锦文，唾脓血，阳热之毒入而伤其阴也。面目青，身痛如被杖，阴寒之毒入而伤其阳也。阴阳之毒，咽喉皆痛者，鼻气通于喉，凡邪恶无形之气，皆从鼻入，故结于喉而痛也。升麻，味苦微寒，主解百毒，辟瘟疫疠气。邪气入口，皆令吐出，故治时热喉痛，主以升麻，和以甘草，皆所以解毒也。蜀椒，通血脉，治天行时气。雄黄，杀精物及恶鬼邪气，皆解毒之助也。升麻以治其气，当归以和其血。乃鳖甲之咸平则所以内守其阴，使毒邪不至深入云尔。

按：蜀椒辛热，雄黄甘温，阳毒宜减，阴毒不宜减，恐有疑误也。

升麻鳖甲汤方

升麻　甘草各二两　蜀椒炒，去子　当归各一两　鳖甲手指大一片，炙　雄黄半两，研

上六味，以水四升，煮取一升，顿服。老小再服，取汗。

上经二条，论阴阳毒治法。

叔和以温毒为伤寒变证，朱肱谓发斑为温毒，乃仲景阴阳毒，治以升麻鳖甲，则是天地恶疠之气，疫疠之毒。故知后人所谓阳毒是温病，阳热之极盛者；所谓阴毒是寒病，阴寒之极盛者。自与仲景不同也。叔和温病四变，更遇于温，变为温疫，止言得春夏阳热之疫，然兵荒之余，春夏、夏秋之交常有阴雨雾湿之邪，蒸为疫疠，人感其气而病者，则谓寒疫，此圣散子所由传也。而谓无问阴阳之感，无不取效，则谬矣。

辨可与不可第十三<small>金匮玉函杂病经注嗣出</small>

汗吐下，医家驱邪救急大法也。然用之不当，则比于大师动众，非惟无益，而且有咎。故前人于此三法，再致叮咛云："夫以为疾病至急，仓卒寻按，要者难得。故重集诸可与不可方治，比之三阴三阳篇中，此易见也。又时有不止是三阴三阳，出在诸可与不可中也①。"

脉濡而弱，弱反在关，濡反在巅②，微反在上，涩反在下。微则阳气不足，涩则无血。阳气反微，中风汗出，而反躁烦；涩则无血，厥而且寒。阳微发汗，躁不得眠。

言濡弱、微涩之脉不可汗也。成氏曰：寸关为阳，脉当浮盛。弱反在关，则里气不及。濡反在巅，则表气不逮。卫行脉外，浮为在上，以候卫。微反在上，则阳气不足。荣行脉中，沉为在下，以候荣。涩反在下，是无血也。阳微不能固外，腠理开疏，风因客之，故令汗出而躁烦。无血则阴虚不与阳接，故厥而且寒。阳微发汗，则必亡阳，而躁不得眠也。

动气在右③，不可发汗，发汗则衄而渴，心苦烦，饮即吐水。

言动气不可发汗也。《难经》曰：肺内证，脐右有动气；肝内证，脐左有动气；心内证，脐上有动气；肾内

---

① 夫以为……中也：语出《伤寒论·辨不可发汗病脉证并治》。

② 巅：高处曰巅，此指寸口高骨处的关脉。

③ 动气在右：脐右有气筑筑然跳动，为肺气虚的表现。

证，脐下有动气，皆按之牢若痛①。盖正气内虚，脏气不治，故气筑筑然动。动气为里虚，故不可发汗。此言发汗动肺，则肺虚不能卫血，血必随气上出于鼻。肺为生水之源，而内连于心肺。燥，故渴而心烦。肺气上逆，故饮水即吐。

动气在左，不可发汗，发汗则头眩，汗不止，筋惕肉𥅆。

肝木之气上浮，发动气。汗则亡阳外虚，故头眩。汗不止，肝之津液枯，故筋惕肉𥅆。

动气在上，不可发汗，发汗则气上冲，正在心端。

心为君主之官，发汗动心液，则上冲之气正起于心端，可畏甚也。

动气在下，不可发汗，发汗则无汗，心中大烦，骨节苦疼，目运，恶寒，食则反吐，谷不得前。

肾主水，发汗则无汗，水不足也。心中大烦者，肾虚不能制火也。骨节苦痛者，肾主骨，水衰则骨失所养也。目运者，骨之精为瞳子，肾水少则眴动不宁也。恶寒者，肾中之阳弱也。食不得入者，肾中之火绝也。

咽中闭塞，不可发汗，发汗则吐血，气欲绝，手足厥冷，欲得踡卧，不能自温。

少阴篇中言咽喉干燥不可发汗矣。此言咽中闭塞不可发汗，盖阴邪上逆之证也。阴邪上逆，强发其汗，必动其血室，至于吐血，气欲

---

① 肺内证……若痛：语出《难经·十六难》。

绝。则并肾中之微阳不能自行，故遂手足厥冷，欲得蜷卧，不能自温。夫下厥上竭，蜷卧厥冷，在少阴皆危证也。

诸脉得数动微弱者，不可发汗。发汗则大便难，腹中干，胃燥而烦。其形相似，根本异源。

动数为热，微弱为虚，发汗动津液，则便难腹干，胃燥而烦。此与阳明里热之证虽曰其形相似，而根本则有虚实之不同也。

脉微而弱，弱反在关，濡反在巅，弦反在上，微反在下。弦为阳运，微为阴寒，上实下虚，意欲得温。微弦为虚，不可发汗。发汗则寒栗，不能自还。

浮为阳，浮之反弦。沉为阴，沉之反微。弦为阳动于阴中，微为阴加于阳上，上实下虚，意欲得温，总之为虚寒也。设汗散其阳，则寒栗不能自还矣。

咳者则剧，数吐涎沫，咽中必干，小便不利，心中饥烦，晬时而发，其形似疟，有寒无热，虚而寒栗。咳而发汗，蜷而苦满，腹中复坚。

承上言濡弱弦微之脉其有咳者，则病剧而不可汗也。咳则数吐涎沫，其咽中必干，小便必不利，膈中阳虚，必心中饥而烦。卫气一日夜五十度周于身，阳虚不能自卫，故晬时寒栗如疟，但无有热。此而发汗则阳气愈虚，阴寒益盛，必蜷而苦满，腹中转坚也。

咳而小便利，若失小便者，不可发汗，汗出则四肢厥逆冷。

《内经》谓：肾咳不已，膀胱受之。膀胱咳状，咳而遗尿①。故咳而小便利。若失小便，是肾中阳虚也，发汗则阳气益亡，故厥冷。

---

① 肾咳……遗尿：语出《素问·咳论》。

伤寒，头痛，翕翕发热，形象中风，常微汗出。自呕者，下之益烦，心中懊侬如饥；发汗则致痉，身强，难以屈伸；熏之则益黄，不得小便，久则发咳唾。

此即东垣所谓内伤兼有外感者也。伤寒头痛自呕，法当恶寒，无汗。乃翕翕发热，形似中风，自汗，则伤寒而虚弱发热也。下之则内虚益烦，外邪内陷，而心中懊侬如饥。发汗则动经，必颈项强直。熏之则热外郁而发黄，热内攻而不得小便。久则必咳嗽唾脓。

脉濡而紧，濡则卫气微，紧则荣中寒。阳微卫中风，发热而恶寒。荣紧胃气冷，微呕心内烦。医为有大热，解肌而发汗，亡阳虚烦躁，心下苦痞坚，表里俱虚竭，卒起而头眩，客热在皮肤，怅快不得眠。不知胃气冷，紧寒在关元，技巧无所施，汲水灌背肩。客热应时罢，栗栗而振寒，重被而覆之，汗出而冒巅，体惕而又振，小便为微难。寒气因水发，清谷不容间，呕变反肠出，颠倒不得安，手足为微逆，身冷而内烦，迟欲从后救，安可复追还。此条旧本错简，在不可下中。

言胃冷荣寒之脉不可发汗也。成氏曰：胃冷荣寒，阳微中风，发热恶寒，微呕心烦。医不温胃，反为有热，解肌发汗，则表虚亡阳，烦躁，心下痞坚。先里不足，发汗又虚其表，表里俱虚竭，卒起头眩，客热在表，怅快不得眠。医不救里，但责表热，汲水灌洗，客热易罢，里寒益增，栗而振寒。复以重被覆之，表虚汗多，愈使阳气虚也。巅，顶也。巅冒而体振寒，小便难，亡阳也。寒因水发，下为清谷，上为呕吐，外有厥逆，内为躁烦，颠倒不安，虽欲亟救，不可得也。

厥，脉紧，不可发汗。发汗则声乱，咽嘶，舌萎，声不得前。

> 厥者，阴邪上逆也。厥而脉紧，所谓热入厥深也，而反发其汗，则热邪更逆，其声必浊，乱其咽必嘶，败其舌必萎缩，声不得前。少阴之脉入肺中，循喉咙挟舌本也。

诸逆发汗，病微者虽差，剧者言乱、目眩者死。

> 成氏曰：不可发汗而强发之，轻者，因发汗则重而难差；重者脱其阴阳之气，言乱、目眩而死。《难经》曰：脱阳者见鬼，此言乱也。脱阴者目盲，此目眩也①。

大法春夏宜发汗。

凡发汗，欲令手足俱周，时出似漐漐然，一时间许亦佳，不可令如水流漓。若病不解，当重发汗。汗多必亡阳，阳虚不可重发汗也。

凡服汤发汗，中病便止，不必尽剂。

凡云可发汗，无汤者，丸散亦可用，要以汗出为解，然不如汤随证良验。

夫病脉浮大，问病者，但言便硬耳。设利者，为大逆。硬为实，汗出而解，何以故？脉浮当以汗解。

> 设利者，谓下利之后也。

下利后身疼痛，清便自调者，急当救表，宜桂枝汤发汗。

> 以上数条，太阳篇中已详之矣。

---

① 脱阳者……眩也：语见《难经·二十难》。

发汗多，亡阳谵语者，不可下。与柴胡桂枝汤和其荣卫，以通津液，后自愈。

上经二十一条，论可汗与不可汗法。

大法，春宜吐。

合四证已具太阳篇中。

言可吐不可吐证，已详于太阳篇也。

凡用吐，汤中病即止，不必尽剂也。

病胸上诸实，胸中郁郁而痛，不能食，欲使人按之，而反有涎唾，下利日十余行，其脉反迟，寸口脉微滑，此可吐之。吐之，利则止。

胸上诸实，或痰实，或热郁，或寒结，或食结也。胸中郁郁而痛，邪不在腹也。不能食，邪上聚而食不入也。欲使人按之而反有涎唾，按则涎唾转动也。下利日十余行，其脉反迟，寸脉微滑，皆寒痰在胸也。吐则邪不结于上而气通矣。

宿食在上脘者，当吐之。

宿食在中脘，则宜下。《内经》曰：其高者因而越之也①。

病人手足厥冷，脉乍结者，以客气在胸中。心下满而烦，欲食不能食者，病在胸中，当吐之。

脉来缓，时一止复来，曰结。结者痰气结滞之名，此与太阳用瓜蒂散证同。但彼云脉乍紧则为寒邪盛，此云脉乍结则为痰气实。满在心而不在腹胃中，欲食而胸有痰不能食，故曰邪在胸中，此当吐越之也。

上经六条，论可吐不可吐法。

---

① 其高者……之也：语见《素问·阴阳应象大论》。

脉濡而弱，弱反在关，濡反在巅，微反在上，涩反在下。微则阳气不足，涩则无血。阳气反微，中风汗出，而反躁烦；涩则无血，厥而且寒。阳微不可下，下之则心中痞硬。

言濡弱微涩之脉不可下也，故文与不可汗同。阳气已虚，下之则阴寒内甚，故心下痞硬。

动气在右，不可下，下之则津液内竭，咽燥鼻干，头眩心悸也。

伤动肺液，则咽燥鼻干，眩，心悸者，肺主气而虚也。

动气在左，不可下，下之则腹内拘急，食不下，动气更剧，虽有身热，卧则欲蜷。

饮食入胃，赖肝胆为之升发阳气。肝伤则腹内拘急，食不得下也，身热肝伤而血不足也。卧则欲蜷，肝伤而筋不舒也。

动气在上，不可下，下之则掌握热烦，身上浮冷，热汗自泄，欲得水自灌。

成氏曰：心所生病者，掌中热。肝为脏中之阴，病则身虽有热，卧必欲蜷，作表热里寒也。心为脏中之阳，病则身上浮冷，热汗自泄，欲得水灌，作表寒里热也。

动气在下，不可下，下之则腹胀满，卒起头眩，食则下清谷，心下痞也。

成氏曰：肾寒乘脾，故有腹满，头眩，下清谷，心下痞之证也。

咽中闭塞，不可下，下之则上轻下重，水浆不下，卧则欲蜷，身急痛，下利日数十行。

上轻，虚其胃也。下重，阴寒结于肾也。

诸外实者，不可下，下之则发微热，亡脉厥者，当脐握热。

诸外实者，表邪实也。汗之则愈，下之则表邪内陷。外不热而发微热，其亡脉而厥者，则寒气内深，惟当脐一握热耳。正王叔和所谓：阳盛阴虚，汗之则愈，下之则死也。

诸虚者，不可下，下之则大渴。求水者欲愈，恶水者剧。

成氏曰：虚者十补勿一泻之①。虚家下之，为重虚。内竭津液，故令大渴求水者，阳气未竭，而犹可愈。恶水者，阳气已竭，则难治。

脉濡而弱，弱反在关，濡反在巅，弦反在上，微反在下。弦为阳运，微为阴寒，上实下虚，意欲得温。微弦为虚，虚者不可下也。

言濡弱弦微之脉不可下也，文与不可汗同。

微则为逆，咳则吐涎，下之则咳止，而利因不休。利不休，则胸中如虫啮，粥入则出，小便不利，两胁拘急，喘息为难，颈背相引，臂则不仁，极寒反汗出，身冷若水，眼睛不慧，语言不休，而谷气多入，此为除中。口虽欲言，舌不得前。

言濡弱微弦之脉，咳则不可下也。微则阴加于阳，故逆而咳，咳则涎在膈，而不可下。成氏曰：《内经》曰：感于寒则受病，微则为咳，甚则为泻为痛。下之气下，咳虽止，而利因不休，利不休则夺正

① 虚者……泻之：语出成无己《注解伤寒论·辨不可下病脉证并治法》。

气而成危恶。胸中如虫啮，粥入则出，小便不利，两胁拘急，喘息为难者，里气损也。颈背相引，臂则不仁，极寒反汗出，身冷若水者，表气损也。表里俱极至，阴阳俱脱，眼睛不慧，语言不休。经曰：脱阳者见鬼，脱阴者目盲，阴阳脱者，应不能食而谷多，如此为除中，是胃气除去也。口虽欲言，舌不得前，气已衰脱，神不能运也。

脉濡而弱，弱反在关，濡反在巅，浮反在上，数反在下。浮为阳虚，数为无血；浮为虚，数则热。浮为虚，自汗出而恶寒；数为痛，振寒而栗。微弱在关，胸下为急，喘汗而不得呼吸。呼吸之中，痛在于胁，振寒相得，形如疟状。医反下之，故令脉数发热，狂走见鬼，心下为痞，使小便淋漓，小腹甚硬，小便尿血也。

言濡弱浮数之脉不可下也。成氏曰：弱在关，则阴气内弱。濡在巅，则阳气外弱。浮为虚，浮在上则卫不足，故曰阳虚。阳虚则腠理不固，故汗出恶寒。数亦为虚，数在下则荣不及，故曰亡血。亡血则不能濡润经络脏腑，故脉数而身痛，振寒而栗。微弱在关，阳气在半表里也。里虚遇邪，胸下为急，喘而汗出。胁下引痛，振寒如疟，此里邪未实，表邪未解。医反下之，里气益虚，邪热内陷，故脉数发热，狂走见鬼，心下如痞，此热陷中焦也。热气深陷，则客于下焦，使小便淋漓，小腹甚硬，小便尿血也。

脉浮而大，浮为气实，大为血虚。血虚为无阴，孤阳独下阴部者，小便当赤而难，胞中当虚。今反小便利，而大汗出，法应卫家当微，今反更实，津液四射，荣竭血尽，干烦而不得眠，血薄肉消，而成暴液。医反以毒药攻其胃，此为重虚，客阳去有期，必下如污泥而死。

言气实血虚之脉，小便利而大汗出者不可下也。成氏曰：卫气强实，阴血虚弱，阳乘阴虚，下至阴部。阳为热则消津液，当小便赤而难，今反小便利而大汗出，阴气内弱也。经曰：阴弱者汗自出。是以卫家不微，而反更实，汗液四射，荣竭血尽，干烦而不得眠。所暴出之液，皆血薄肉消而成。医反下之，又虚其里，此为重虚。孤阳因下，势必脱去，气血皆竭，胃气内尽，必下如污泥而死也。

脉数者，久数不止。止止字疑衍则邪结，正气不能复。正气却结于脏，故邪气浮之，与皮毛相得。脉当却一浮字数者不可下，下之则必烦，利不止。

言浮数之脉不可下也。数久不止，则热邪所结，正气不能复。今正气却结于脏，故热邪浮于肌皮，不宜下之虚其正气，使热邪乘虚入里，而致烦利不止也。

脉浮大，应发汗，医反下之，此为逆。

病欲吐者，不可下。呕多，虽有阳明证，不可攻之。

太阳病外证未解，不可下，下之为逆。

此三条之义，已详三阳经中。

夫病阳多者热，下之则硬。

阳多者，表热多也。下之则表邪入里，心下硬。

无阳阴强，大便硬者，下之则必清谷，腹满。

成氏曰：阴强者，寒多也。大便硬，则为阴结。下之虚胃，阴寒内甚，必清谷腹满。

伤寒，发热，头痛，微汗出，发汗则不识人；熏之则喘，不得小便，心腹满；下之则短气，小便难，头痛，背强；加温针则衄。

言温热之病不宜汗下、熏针也。发热头痛，表有寒也。微汗出，里有伏热也。发汗则亡阳增热，故不识人。若以火熏之，则火热伤气，内消津液。结为里实，故喘不得小便，心腹满。若反下之，则伤动阴气，内虚津液，故短气，小便难，头痛，背强。若加温针，则助阳增热，必动其血，而为衄也。

伤寒，脉阴阳俱紧，恶寒发热，则脉欲厥。厥者，脉初来大，渐渐小，更来渐渐大，是其候也。如此者恶寒，甚者翕翕汗出，喉中痛，热多者目赤脉多，睛不慧。医复汗之，咽中则伤；若复下之，则两目闭。寒多者便清谷，热多者便脓血。若熏之，则身发黄；若熨之，则咽燥。若小便利者，可救之；小便难者，为危殆。

言外伤于寒发为温热之病，不可汗下、熏、熨也。脉阴阳俱紧，则清邪中上，浊邪中下，太阳少阴俱病也。恶寒者，表有寒也。发热者，里有热也。脉欲厥者，在表之寒与在里之热相逆也。初来大者，里有伏热也。渐渐小者，表寒盛也。更来渐渐大者，里热胜也。如此者外必恶寒，其甚者，太阳之邪为伏热所蒸，则汗出而又为寒所抑，故不能大汗，但翕翕然合于肌皮为微汗也。少阴之热为寒所抑，则喉中痛也。其热多者，则目赤脉多，太阳之脉起于目也。睛不慧，少阴之精不上升也。医复汗之，则阴液燥而咽伤。下之，则热内陷而目闭。下则邪入里，其寒气胜者则下利清谷，其热气胜者则便脓血。熏之，则热炽而身黄。熨之，则火逼而咽燥。小便利则津液未竭，邪气犹得前通。小便难则不可为矣。

伤寒发热，口中勃勃气出，头痛目黄，衄不可制，贪水者必呕，恶水者厥。若下之，咽中生疮。假令手足温者，必下重，便脓血。头痛目黄者，若下之，则两目闭。

贪水者，脉必厥，其声嘤，咽喉塞；若发汗，则战栗，阴阳俱虚。恶水者，若下之，则里冷不嗜食，大便完谷出；若发汗，则口中伤，舌上白胎，烦躁。脉数实，不大便六七日，后必便血；若发汗，则小便自当作不利也。

亦言伤寒发为热病不宜轻用汗下也。伤寒发热，热在表也。口中勃勃气出，热在里也。头痛，目黄，衄不可制，所感之寒与所郁之热，其蒸于上也。此当以贪水、恶水辨之。贪水者，阴虚而热胜，水入而热与之拒，故呕也。恶水者，阳虚而寒胜，水入而阳气不任，故厥也。盖热气挟寒邪上蒸，法当辨寒热多寡，而用清解。设不知而妄下之，则强抑之而邪不服，必至咽疮。若手足温而不厥者，其热为胜，必以下而致便脓血也。头痛，目黄者，下之则热内陷，而目闭。在贪水者阴虚，为寒下所抑，其脉必厥，渐大渐小也，其声必如婴儿�塞不扬也。此而更发其汗则亡阳，战栗，阳亦与阴俱虚矣。在恶水者阳虚，加之寒下，则有里冷、不嗜食、大便完谷出之变也。而更发汗，则虚阳外发，必口烂、舌白胎而烦躁也。脉数实，不大便者，至六七日后，当便血，此当下之。若更发其汗，则非惟大便不行，并小便亦为之不利矣。

以上三条，皆外感于寒，郁蒸为热之证，故不可妄下。读此，知河间之卤莽也。

下利脉大者，虚也，以强下之故也。设脉浮革，因尔肠鸣者，属当归四逆汤主之。

脉大为虚矣。未应下而下之，邪因不服也。浮者，按之不足也。革者，脉来弦大而虚芤也。浮为虚，革为寒，寒虚相搏，则肠鸣，与当归四逆汤补虚散寒。

朱氏曰：虚者十补勿一泻之，强实者泻之，虚实等者虽泻勿大泄之。此《金匮要略》语也。

吴氏曰：凡有恶风恶寒者，凡腹满时减时满者，凡腹胀满可揉可按虚软者，凡阴虚劳倦，凡手足逆冷尺脉弱者，凡脉在表者，凡脉沉不实不疾按之无力者，凡亡血家及妇人经水适来适断或热入血室，与夫胎前产后崩漏等证，及小便频数，小便清而大便秘者，俱不可下。

大法，秋宜下。

顺秋气之下行也。

凡服下药，用汤胜丸，中病即止，不必尽剂也。

汤，取其涤荡。

下利，三部脉皆平，按之心下硬者，急下之，宜大承气汤。

下利，脉当微厥。今三部皆平，则是里无不足之证也。心下硬，则邪气内实，故宜急下，勿致蔓延生变也。

下利，脉迟而滑者，内实也。利未欲止，当下之，宜大承气汤。

经曰：脉迟者，食干物得之①。《要略》曰：滑则谷气实②。故脉迟而滑，为里实。若与温中厚肠之药，利必不止，可与大承气下其实也。

下利，脉反滑，当有所去，下之乃愈，宜大承气汤。

滑为内实也。

病腹中痛，痛者此为实也，当下之，宜大承气汤。

---

① 脉迟者……得之：语见《脉经·平人得病所起》。
② 滑则谷气实：语见《金匮要略·中风历节病脉证并治》。

《要略》曰：病者腹满，按之不痛为虚，痛为实，可下之①。

伤寒后，脉沉，沉者内实也。下之解，宜大柴胡汤。

伤寒后，为表已解。脉反沉，为里未和。经曰：伤寒差已，后更发热，脉沉实者，以下解之。

问曰：人病有宿食，何以别之？师曰：寸口脉浮而大，按之反涩，尺中亦微而涩，故知有宿食。当下之，宜大承气汤。

滑为有食，经结滞而宿，则脉涩矣。尺以候内，沉以候里，故宿食以脉按之反涩，尺中亦微涩也。

王氏曰：亦有尺涩血虚者，须审外证恶食气及胸膈饱闷别之。

下利，不欲食者，以有宿食故也，当下之，与大承气汤。

伤食，则恶食也。

王氏曰：亦有热在胃口不能食者，不可下也。

下利差后，至其年月日复发者，以病不尽故也，当下之，宜大承气汤。

邪气未尽，则复王于其所胜之时，故当下，以尽其邪。

脉双弦而迟者，必心下硬。脉大而紧者，阳中有阴也，可以下之，宜大承气汤。

双弦者，脉来弦直，如见二弦也。痰饮中结，则脉气支分。脉大为实，紧则邪胜。紧为寒，似未可下，而阳实邪胜，亦可以下。曰可以者，商量斟酌之辞也。

李东垣曰：下药用大承气最紧，小承气次之，调胃承气又次之，

---

① 病者腹满……下之：语出《金匮要略·腹满寒疝宿食病脉证治》。

大柴胡又次之。

上经三十三条，论可下与不可下法。

三阴三阳篇中，已详载其言矣。此复重集"可与不可"一篇，或以为出自叔和，不出自仲景。然其言精微奥妙，非仲景不能作也。但其自叙云：比之三阴三阳篇中，此易见也。又云：时有不止是三阴三阳，则论杂病为多，当移置《金匮要略》中耳。盖《金匮要略》是叔和采录所遗之书，当时伤寒杂病未分为二也，观其平脉篇，多是言杂病之脉，则概可见矣。即《伤寒论》中，亦已略备杂病也。敢以质诸百世后君子。

戴国权曰：六经之文，奇奥难知，可与不可，略远显易。然此一篇，实括证之大要。

方起龙曰：仲景之言，无语不是金针①。今书具在，学者当熟诵由绎而得之。

---

① 金针：比喻秘法、诀窍。

校注后记

《伤寒经注》由清代名医程知编注。该书为作者长年研习《伤寒论》之心得。全书从临床诊疗实际出发，按六经病证整理、归纳和阐释《伤寒论》的原文，以求更加符合仲景原意，符合临床。在清代众多的《伤寒论》注本中，较少见到像《伤寒经注》这样独抒己见者。本书刊行以后流传不广，国内仅存两种版本。

本书的内容，大致按照《伤寒论》的体例布局，但作者对六经病证的原文做了适当的调整。如将太阳病的内容归纳为证治、汗后和误攻三部分，将阳明病的内容归纳为攻下和表散两部分，将少阴病的内容归纳为温散和清解两部分，同时将霍乱归入太阴病中，也补入了《金匮要略》部分内容。经过适当的调整以后，尽管全书的主要脉络依然为六经病证，但是扩充了少阳、太阴证治的原文，并且进一步将痉湿暍、百合、狐惑、阴阳毒亦归入六经病证中。如此较大幅度对原义的整理归类，使整个《伤寒论》的证治脉络清晰，更加凸现仲景临证的本意，此举也有助于从整个热病的证治体系来理解《伤寒论》。

本书的主要特点体现在以下几个方面：

1. 对《伤寒论》的把握整体到位

《伤寒经注》的整体框架基本沿用《伤寒论》的六经体例，其具体内容的编排不仅扩充了少阳、太阴证治的原文，同时将《金匮要略》的痉湿暍、百合、狐惑、阴阳毒等篇的内容也穿插归入六经病证中，充分体现作者立足于临床实际，从整个热病的证治体系来理解《伤寒论》的宏观视野。同时书中对温病也有所发挥。作者比较推崇喻嘉言的学术见解，认为喻氏"破前人之窠臼，开后学之悟门"，书中对喻氏的论述多有引用。作者以此为基础，参互考订，对原文的阐释有不少独到的见解，并提出了"不必尽泥其方，定守其法"的见解，强调了临证的变通，体现作者善于独立思考，不受前人拘限的实事求是之精神。

程知极力主张寒温一体论，提出："后人每疑《伤寒论》非全书，谓其止可治寒病，不可治热病耶。然太阳病发热而渴，不恶寒者为温病；发汗已，身灼热者名曰风温。仲景篇首早已挈明其病。""故仲景《伤寒论》，不独伤寒病有证有方有法，凡四气之所伤，如风病、温热病、痉湿暍病，莫不有证，莫不有方，莫不有法焉。以其皆始于太阳，故论之详，而辨之审也。日月之光华，千古炳朗，盲者自不之见，故世谓仲景书止可以治寒病耳。"作者不为临证的局部经验所限，也不为前人的各种定说所惑，能够做到从整体上来理解《伤寒论》。

2. 对证治的归纳条理清晰

《伤寒经注》将《伤寒论》作为完整的证治体系来分析，表明作者眼界开阔，立意较高，议论纵横开合自如。《伤寒经注》对原文注释的特点之一，是变动了原来的编排顺序，将意思相近的原文合在一起，以方便阅读和理解。程知理解《伤寒论》，注意全文相互的关联之处，强调会通。他指出："六经之文，当熟诵而会通之，不必胶柱守株，尽以某证属之某经。然有显是某经证，而误乱在他经者，则比旧本多所移置，如小柴胡汤证本属少阳，而旧本则在太阳之类是也。两经齐病为合病，并病则有一经轻重多寡之不同。伤寒并病为多，阴经尤多合并之病，篇中只以见证之重且多者，分属其经，不必以有合并字者另为一类也。"

3. 对原文的注释要言不烦，对方药的理解一隅三反

《伤寒经注》对原文的注释，主要围绕临床的具体见症和治法方药，对医理作相应的解释，简明扼要，点到为止。如对于真武汤的应用，程知认为："此为误服大青龙汤及误服麻黄汤者立救法也。""太阳病当汗，乃汗出不解，以汗出太骤，邪不去也。而复有眩悸、振动之候，则是强逼其汗，真阳随汗液欲亡之象也。头眩者，阳虚于上

也，筋脉瞤动者，阳虚于经也。欲擗地者，身振摇不宁，似无可置身，思欲擗地而处也。故主以真武，使之坐镇北方，而不令肾中之真水随汗外竭也。""用附子，回阳气也；用芍药，收阴液也；用白术，所以渗水，使不外溢也；用茯苓，所以利水，使不上涌也；而复用干姜者，为其有未解之邪，故以辛温通阳气于周身也。"

　　《伤寒经注》对原文中提出的具体治法方药的理解，多不限于一隅，不仅能够把握主次及先后缓急，而且进一步作出互相对照，仔细分析方证之间的关联，以启迪思路，帮助理解。对六经病证如何进行整体认识和把握，程知的见解主要体现在原文的归纳上，体现在对合并病的看法，以及兼变证和误治的问题上。

　　以上所举，能够充分反映程知对原文理解的灵活性，体现程知从实际出发，而不受原文拘限的精神。清代温病学派的崛起，在外感热病的治法上另辟蹊径，强调了寒凉药物的应用，并积累了相当的用药经验。但是仍然有那么一批医家坚守伤寒六经病证，坚持以六经病证来统一寒温证治，程知即是其中的一位。在寒温的把握上，要做到将古今的经验和认识融会通贯，需要具备一定的见识。纵观中医对热病证治的历史，张仲景以后的医家在具体的治法方药上尽管有很多补充发展，但实际上，理论、原则只有一个，即从根本上把握临床证治的基本方法，即辨证论治的方法，也就是《伤寒论》的六经证治。历来对《伤寒论》的理解，有的着力于细部发挥，有的着眼于整体把握，程知的《伤寒经注》偏于后者，具有高屋建瓴之势。

总 书 目

本　草

淑景堂改订注释寒热温平药性赋

方 书

医便

卫生编

袖珍方

仁术便览

古方汇精

圣济总录

众妙仙方

李氏医鉴

医方丛话

医方约说

医方便览

乾坤生意

悬袖便方

救急易方

程氏释方

集古良方

摄生总论

摄生秘剖

辨症良方

活人心法（朱权）

卫生家宝方

见心斋药录

寿世简便集

医方大成论

医方考绳愆

鸡峰普济方

饲鹤亭集方

临症经验方

思济堂方书

济世碎金方

揣摩有得集

疢斋急应奇方

乾坤生意秘韫

简易普济良方

内外验方秘传

名方类证医书大全

新编南北经验医方大成

临证综合

医级

医悟

丹台玉案

玉机辨症

古今医诗

本草权度

弄丸心法

医林绳墨

医学碎金

医学粹精

医宗备要

医宗宝镜

医宗撮精

医经小学

医垒元戎

证治要义

松崖医径

扁鹊心书